文成天縱

『十三五』國家重點圖書出版規劃項目

國家圖書館藏中醫稿抄本精粹

GUOJIA TUSHUGUAN CANG ZHONGYI GAO-CHAOBEN JINGCUI

張志斌　鄭金生　主編

12

廣西師範大學出版社
GUANGXI NORMAL UNIVERSITY PRESS
·桂林·

第十二册目録

〔一〕該抄本原無目録，據正文補。

藥性主治品部證類歌總要

藥性主治品部證類歌總要

本書主體爲明代佚名氏所撰藥物歌訣（約成書於一三八八至一五九三）的明抄本，經折裝，似爲《證類本草》主要藥物性能的歌訣提要，其後附有一百三十三種食療品，六十六種解毒法等。

形制

索書號〇六四五三。存三册，不分卷。書高二十五點一釐米，寬十點六釐米。每半葉八行，行二十三字。上下雙邊。無行格。朱絲欄。楷書工抄。灰藍布面，包硬紙板爲封面。書名簽題『藥性主治品類　上頁[一]』。無序跋題詞。首行題名『藥性主治品部證類歌總要』，其下有陽文朱印『北京圖書館藏』。無作者與抄者署名。次爲正文。

內容提要

著者佚名，無序跋凡例，不明其編纂要旨。該抄本首爲『藥本五味』（相當於總論），七言詩共十二句。此後正文分三大部分，第一部分爲『藥性治證按部品類』，共録藥物四百四十二味，每藥名下概括其主要功效，後接四句七言詩。第二部分無總名，僅按部分列食療品一百三十三品，每品名之下簡介性味良毒、功效，或載簡要食用法等。第三部分亦無總名，僅羅列三十二種中毒物及其解毒法。故本抄本乃中藥入門讀物，主體爲歌訣。

『藥性治證按部品類』爲該書主體，諸藥采用兩級分類，第一級爲自然屬性加三品屬性，差不多全仿《證類本草》分類法。例如《證類》『草部』分上中下三品。因草部藥多，故『草部上品』又分上下。這樣就形成了『草部上品之上』『草部上品之下』，亦即一個『草部』就被分成了六個等級。第二級爲藥物四性（寒熱温平）。兩者分別組合，一個『草部』就被分成了二十四個標題。全書有九個部（草、木、穀、菜、果、石、獸、魚蟲、人）就有八十七個標題，頗爲繁複。該書收入的藥物與藥性功治內容，亦取自《證類本草》。換言之，該書幾乎可以説是《證

[一] 以後兩册依次爲『中頁』『下頁』。

類本草》主要藥物性能的歌訣提要。這一現象也提示，該書的形成大約在明李時珍《本草綱目》問世（一五九三）之前。《本草綱目》問世後，極少有人再按《證類》分部排列藥物了。

至於按『寒熱温平』四性來歸類藥性歌賦，始見於元末明初的《藥性賦》，此後明代的藥性歌訣類的書多按此四性來歸納藥物。該抄本首篇爲『藥本五味』。此篇乃轉抄明劉純《醫經小學》（一三八八）卷一。據此，該書的形成上限是一三八八年。也就是説，從該書的藥物分類法、所選藥物及參考文獻來看，該書形成於一三八八至一五九三年之間。

明代有非常多的的歌訣類中藥普及書，許多歌訣也存在後人抄摘前人作品的現象。但經核對，至今没有發現此書的歌訣有抄摘前人書的實例。其歌訣注重性味與功效，甚至可以説是堆積該藥的性味及主要功效。例如首藥『天門冬』：『天門冬味苦平甘，寒熱勞傷此最堪。保助肺肌通腎氣，衄家喘息又消痰。』

該抄本的第二部分是菜部、穀部、果部、魚蟲部、禽部、獸部六個部的常用食療品，其中也有與第一部分重複的藥物，但其藥的内容并不重複，也不是歌訣體裁，僅寥寥數語介紹其主要功用。這些食品的名目不限於《證類本草》，甚至有民間的土名。例如禽部的『鐵脚』，即一種脚黑似鐵的雀類。這一部分的内容與第一部分迥然不同，有可能是合抄的另一種書。

最後一部分爲解毒法，包括六十六種藥毒、食毒的解毒法及八種解毒藥。這一部分僅列中某某毒，用某某解，此類解毒法多見於明代及其以前諸醫藥書，無甚特色。

著録及傳承

該書未見明清書志記載。《中醫圖書聯合目録》首次著録《藥性主治品部證類歌總要》（書序號一一一二）〔一〕，云作者『不著撰人，明抄本』，北京圖書館藏，成書年附繫於一六四四年。今考察該抄本主體『藥性治證按部品類』成書於一三八八至一五九三年。此書過去少有人知，故取此抄本予以影印。

〔一〕中醫研究院、北京圖書館編：《中醫圖書聯合目録》，北京圖書館一九六一年鉛印本，第一一一頁。

藥性主治品類

上頁

藥性主治品部證類歌總要

藥本五味

酸為木化氣本溫能收能澁味肝經苦因火化氣終熱能燥能堅心藏丁甘始土生氣化濕能開緩滲從脾行辛自金生氣帶燥能散濡潤通肺竅鹹從水化氣生寒下走軟堅足腎道淡之其為五行本運用須知造化要

藥性治證按部品類

草部上品之上

天門冬　止嗽補血潤肝心

天門冬味苦平甘　寒熱勞傷此最堪
保助肺肌通腎氣　衄家喘息又消痰

麥門冬　清心解煩渴

麥門冬苦治心煩　性主甘寒益肺元
客熱腹心多結氣　虛勞喘息瘥痰涎

生地黄　生血凉血

生地凉營又補營　傷中逐血漏崩平

甘苦性專安吐衄　強筋滋腎水源生

熟地黃

補血養血

熟地黃溫補血衰　滋陰益氣係安危
崩中胞滿心驚惕　產傷中疞痛難追

明目清頭風眩痛

菊花

菊花甘苦亦寒平　頭痛風眩目可明
濕痺四肢腰腎痛　安腸除熱翳睛瑩

除濕壯筋骨

薏苡仁

薏苡筋急四肢攣　風濕交攻骨痺痟
甘苦利腸消水腫　一根三蠱可痊蠲

龍膽草

益肝明目

龍膽吾聞治黃疸　苦寒溫熱病應良
益肝明目消瘀血　殺却疳蟲止痢傷

升麻

消風熱腫毒

升麻解毒善升陽　瘟疫傷寒散表良
風氣二家稱的藥　苦甘提氣發斑瘡

澤瀉　分利陰陽

澤瀉鹹寒瀉腎邪　通淋明目古来誇
養和五臟除三痺　主逐三焦水氣嘉

車前子　通利小便除熱去風

車前子性能通利　治瀉能令水穀分
明目去風除熱毒　婦人難産用為君

防葵　治結熱欬逆

防葵腸泄利膀胱　痃瘕驚癇鎮走狂

甘苦辛寒平欬逆　鬼瘟爲癧逐邪殃

菴䕡子　消瘀血袪風濕

菴䕡寒苦子偏嘉　臓血能攻逐水邪
三痺骨疼腰脚重　通經明目可袪蛇

芫花　消痰水療咽腫

芫花主欬止喉鳴　痰水胸中可决平
五臓水攻腰腹痛　苦寒猶有毒辛名

草部上品之下　性寒藥味治證歌

沙參　益氣補陰

沙參甘苦鎮驚風　寒熱能除益肺宮
安臟安肝消血積　頭風瘙痒補陰功

地膚子　祛風明目

地膚鹹苦利膀胱　補益精元療濕痒

久服强陰明眼目　葉能除利鮮諸瘡

漏蘆

消癰毒散疽下乳

漏蘆下乳治癰疽　尿血遺精濕痺除
撲損續筋清熱毒　腸風其素苦鹹歟

黄連

清心經之火　瀉心火治冷熱痢

黄連明目止心驚　益膽凉肝濕熱清
調胃厚腸除燥渴　諸瘡陰腫痛能平

藍實

益心明目通竅　殺蟲蠱黑髮

藍實甘寒殺蠱蚑　鬼邪諸毒用祛追
益心明目通關節　臟腑能調髮可薰

茵蔯蒿

退熱利水

茵蔯其味苦兼辛　風濕寒邪熱氣伸
遍體發黃便不利　化痰行滯膈疼人

石龍芻

補虛利小便

石龍芻草即龍鬚　產後風邪不可無
心腹氣攻便閉澀　苦寒除熱逐蝤瘉

天名精

消瘀血利小便

天名精味獨甘寒　瘻痔金瘡可治安
瘀血血瘕還止血　折傷功不下便難

絡石

祛風熱癰腫

絡石祛風熱最精　專消癰腫舌喉清
苦溫養腎堅筋骨　蛇毒金瘡死肉平

草部中品之上　性寒藥味治證歌

芍藥　抑肝緩中　瀉心肝二經之火

芍藥爲臣多苦酸　痢家後重即能安
順通血脉消癰腫　治疝消癥善益肝

玄參　治結熱清咽

玄參寒苦除風熱　補腎强陰主明目
散核清咽消腫毒　骨蒸癥瘕又添精

茅根　益氣除瘀血

茅根消渴可生津　虛怯勞傷却有神
益氣補中通血閉　甘寒崩淋利便堙

前胡　除内外之痰實

前胡治證似柴胡　氣味猶同若合符
獨療小兒疳積病　前胡相别在斯須

黄芩　清諸經之熱　治肺熱解虛煩

黄芩清熱解肌風　治膽消痰肺火攻

胃濕安胎祛目赤　癰瘡腸澼利便癃

括樓根

清肺熱化結痰

括樓根苦惡乾薑　清熱兼除八疸黄
解渴通絡消腫毒　補虛潤肺續筋傷

苦參

消痰解煩渴

苦參癰毒大麻風　逐水消癥主殺蟲
止渴苦寒除疸痰　腹心結氣及腸癰

葈耳

清頭風明目消拘急散瘡痒

葈耳頭風痛獨優　濕風周痺四肢柔
拘攣急痛獨明目　甘苦瘡痒疥可瘳

瞿麥

清膀胱之火

瞿麥辛寒苦不同　主開關格利諸癃
决癰明目祛睛翳　墮產催生閉血通

大青

治時氣頭疼口瘡

大青時氣即天行　熱疾頭疼眩可清
大熱口瘡金石毒　若非寒苦豈能平

淫羊藿　補虛損壯元陽

淫羊藿炒用羊脂　性味辛寒世所知
勞氣冷風皆可療　秪緣淫氣壯陽痿

酸漿　除煩熱利水道

酸漿酸味氣寒平　紅殼中含小絳英
利水除煩猶益氣　產難呑實主催生

草部中品之下　性寒藥味治證歌

牡丹皮　清胃中之熱

牡丹性味苦辛中　寒熱虛勞主中風
癥結驚癇安吐衄　排膿止痛月經通

青黛　清熱鎮驚消積化痰

青黛安驚散熱優　臟中鬱火性能收
瀉肝消積消疳利　磨傅瘡痍及赤瘤

百部　清肺熱寍嗽

百部根除肺熱優　苦甘寍嗽殺疳蚘
骨蒸勞瘵傳尸疰　上氣安然喘息休

昆布　破疝氣散癭散瘤

昆布那知散結瘤　諸家水腫主全瘳
癭瘤氣聚攻隨破　小毒鹹寒慎妄投

海藻　散癭破氣治疝痛

海藻鹹寒主散癭　苦除癥瘕潰堅貞

疝家下墜憐疼痛　逐水消癖止腹鳴

鼠粘子（即牛蒡子）　明目補中消渴逐水

鼠粘辛苦治喉痺　風熱痰壅効頗奇

目痛牙疼頭面腫　利腰强膝療瘡痍

鬱金　下氣破積血

鬱金辛苦氣純陽　下氣能令心氣凉

尿血血淋消血積　生肌猶可治金瘡

薑黃　下氣破血

薑黃下氣最為先　破血通經癰腫蠲
結積腹心兼疰忤　苦辛功烈鬱金煎
開鬱散血癥

莎根草

莎根除熱在胸中　大能開鬱氣消溶
血中氣藥平崩漏　性主甘寒散血壅
能鎮肝明目除煩熱

蘆薈

蘆薈宜寒散熱風　苦除煩悶膈胸中
鎮心明目平驚氣　瘡痔蟲疳悉可攻

薺苨　解百藥毒

薺苨百藥毒能解　狂熱時瘟疾可調
汁性甘寒罯毒箭　蠱蟲蛇毒豈能饒

水萍　清熱消渴

水萍暴熱退身痒　水氣兼除酒力傷
熱病時行能發汗　酸寒消渴髮鬚長

草部下品之上　性寒藥味治證歌

大黄　清熱消滯去火

大黄寒苦號将軍　腸胃推陳水穀分

心腹脹膨便燥結　通行瘀血積如磧

旋覆花　化老痰如膠漆之狀

覆花開結消痰飲　寒熱相攻五臟中

噫氣欬家心下痞　甘温功亦治頭風

大戟　消痰　療水腫

大戟吁嗟毒更多　結癥堅聚積消磨
通經逐蠱攻諸水　胎墮其如寒苦何

甘遂　利水結破癥瘕

甘遂何為苦毒多　消浮消食破癥痾
大寒水道功能決　水結胸中脹滿和

常山　理痰結治瘟瘧

常山截瘧苦寒辛　傷熱傷寒欬逆伸

痰結胸中還自化　虛人多服恐傷真

射干　療咽閉消癰毒

射干散核和咽喉　溫苦專消腫毒浮
月閉血瘀兼欬逆　積痰便毒用殊優

藜蘆　療喉痺瘡癬

藜蘆苦寒惡將軍　逐蠱祛蟲却是君
喉痺馬刀瘡疥癬　可知腸癖共傳聞

芫花　療水腫破積聚

芫花温瘧與傷寒　逐水消堅散癖鄭
蕩滌胃腸寒苦味　祛痰消食亦何難
清熱消膹脹

澤漆

澤漆皮膚熱亦清　四肢浮腫脹膹平
無毒苦寒疑似毒　補陰不足古常評
散腫消毒

白蘞

白蘞諸瘡散腫癰　止疼除熱斂收功
苦寒主散陰中腫　湯火瘡疾及驚風

白芨　消癰瘰腫

白芨辛寒散賊風　苦除邪氣在胸中
惡瘡癰腫疽瘡疥　痱緩能扶殺癬蟲

桔梗　清利咽嗌

桔梗清咽治肺癰　痰涎肺熱及驚忡
苦辛止嗽排膿血　胸脇攻疼鼻塞通

牙子　治邪熱疥癬

牙子能攻熱氣邪　苦酸寒毒瘡家誇

陰蝕煮湯頻洗濯　虺蛇傷却傳應嘉

草部下品之下　性寒藥味治證歌

兜鈴

定喘止嗽

兜鈴肺熱嗽能瘳　氣逆連連未得休

已識苦除痰結喘　又聞薰療痔瘡瘻

牽牛　下氣消膨脹　逐水消腫

牽牛寒苦毒應賖　下氣專攻風毒邪
脚氣便難憎水腫　落胎傷血莫輕加

燈心草　清心涼火　補虛利小便

燈心草亦號龍鬚　藥味群方載獨無
唯著燒灰存却性　夜啼兒向乳頭塗

山豆根　鮮熱毒止咽痛

山豆根寒苦利咽　決消瘡腫痛應蠲

小蟲寸白蟲皆下　欲傳頭瘡用水研

夏枯草　清肝明目退翳障

夏枯草味苦寒侵　氣主純陽獨畏陰
瘰癧鼠瘡寒且熱　破癥除濕痺呻吟

萱草根　治沙淋水腫

萱根攻水治沙淋　酒疸通身色似金
體熱破傷風衂血　甘寒便赤效應深

預知子　殺蟲療蠱

預知子劫用雙仁　温疾天行似有神
寒苦殺蟲還療蠱　綴衣逢毒即呻吟

紫葛

治癰疽惡瘡

紫葛根皮不入方　主消惡毒療癰瘡
根皮性味多寒苦　和醬封瘡即自康

甘蕉根

治癰腫結熱

甘蕉根汁治癰瘡　更療天行病熱狂
産後血膨煩且悶　味寒消渴赤猶良

雞冠子　止腸風血痢　治婦人崩帶

雞冠子性止腸風　瀉血能調白與紅

無毒氣凉須炒用　婦人諸帶及崩中

鼠尾草　療鼠瘻寒熱

有草形如鼠尾形　鼠瘻寒熱効多靈

苦寒氣味能平痢　膿血淋漓亦可寧

治寒熱腫毒

鵲䳢草

鵲䳢草角如鳥嘴　大寒寒熱瘧痰消

小兒丹毒塗疔腫　熱痢狂癇痞滿調

蚤休

瘰驚癇能殺寸蟲

蚤休俗諺說重樓　弄舌搖頭此最優

風熱驚癇瘰癧腫　苦寒陰蝕殺蟲蝤

菰根

治腸胃痼熱

菰根南地語為茭　腸胃何妨痼熱撓

消渴小便難可利　甘寒奚必更推敲

牛扁

洗皮膚熱瘡

牛扁醫牛病虱蝨　人身熱氣亦能攻

苦寒只可煎湯浴　莫入群方藥餌中

草部上品之上　性熱藥味治證歌

白朮　健理脾胃

白朮甘温苦不寒　益脾平胃利便難

風寒濕痺兼痰滿　止嘔生津療五癉

菖蒲

清心益志　開心氣明耳目

菖蒲諸痺可除攘　下氣消煩健易忘

補臟開心聰耳目　味辛溫苦惡麻黄

强陰益精生用　破血炙用　止血

卷柏

卷柏辛溫主臟邪　陰中寒熱痛癒嘉

脱肛血閉消癥瘕　能鎮心家破血家

草部 上品之下　性熱藥味治證歌

芎藭　行氣破宿血川　清頭目止眩暈

芎藭頭目止行功　腦痛筋攣血閉通

開欝排膿散寒氣　辛温吐衂又温中

蓯蓉　塡精益腎煖腰膝

蓯蓉養臟復強陰　寒熱勞傷療六淫

癥瘕帶崩腰膝冷　甘酸鹹止泄精淋

續斷

益強筋壯腰膝

續斷傷寒更補虛　調和血脉療瘡疽

辛温子臟令胞煖　壯骨強筋漏帶除

烏藥

破積消痰治風痺（川萆　祛風止痛　祛風攻毒）

烏藥順氣亦調榮　腹心疼痛及天行

小兒腹内諸蟲氣　宿氣癰瘡鬼疰平

吳茱萸

温中快氣

吳茱萸氣逐邪風　脚氣衝心欬逆融
霍亂轉筋心腹痛　辛温寒疝苦温中

草部中品之上　性熱藥味治證歌

生薑　開胃止嘔
生薑逐胃可通神　頭痛傷寒鼻塞堙

開胃益脾痰嗽逆　甘辛專治嘔家屯

定痛和中　溫中散寒

乾薑

乾薑主痢主溫中　止血專除寒濕風

痼冷沉寒心腹痛　辛溫霍亂有殊功

止嘔和中

白豆蔻

白豆辛溫散積寒　溫中消穀胃翻安

肺家滯氣能消散　吐逆兼平下氣漫

草部中品之下　性熱藥味治證歌

蓽澄茄

助脾胃消腎冷

蓽澄下氣食能清　心腹停寒脹痛調
不獨辛溫安吐瀉　膀胱腎冷可能饒

順氣消積滯

蓬莪

蓬莪心痛腹疼瘳　破癖通經散積留

消食更消瘀血聚　味辛温主衛營流

藼香子

開胃止嘔除脚氣

藼香子即大茴香　開胃和中止嘔良

辛散穢邪除脚氣　腎勞㿗疝利膀胱

草部下品之上　性熱藥味治證歌

天雄

散寒去濕助陽精　諸氣諸風諸痺攻
天雄辛毒故稱雄
强志消痰調血脉　堅筋健步竅關通

側子

消癧腫濕痺
側子辛芳熱有餘　大風癧腫濕皆除
骨筋歷節疼連膝　寒熱瘡瘻妙不虚

草部下品之下　　性熱藥味治證歌

葫蘆巴　温補元陽

葫蘆巴味苦温純　元臟虛寒養性真

腹痛面青須附子　膀胱多氣佐桃仁

蘆根　治時行煩燥嘔吐

蘆根鮮毒味如蕉　客熱能清渴自消

寒熱時行煩躁悶　便癃嘔噦亦堪調

草部上品之上　性温藥味治證歌

薯蕷即山藥　健脾除濕

薯蕷温甘用補虚　傷中寒熱氣邪除
頭風目眩連腰膝　心肺能滋信有餘

羌活　止周身痠痛

羌活由来氣獨雄　失音不語最多功
一身盡痛兼頭痛　口面喎斜散賊風
除風濕止痛

獨活

獨活經司足少陰　賊風百節痛能禁
風寒所擊金瘡痛　氣味辛温苦更深
添精補髓

巴戟

巴戟甘辛補骨脂　强筋安臟壯陰痿
虛勞邪熱小腹痛　血癩遊風止夢遺

細辛　清利頭目

細辛明目氣温辛　風濕拘攣屈可伸
喉痺頭疼消乳結　通経下氣破痰堙

兔絲子　補腎明目

兔絲子絶補虚傷　堅骨添精壮力强
味本辛温須酒製　泄精尿血渴能凉

赤箭　消癰熱欬逆

赤箭辛温殺鬼邪　一云苗却出天麻

癬瘡蠱毒消肢滿　益氣强筋治疝家

蒼朮

燥脾除濕

蒼朮辛專燥濕風　風眩頭痛是良工

逐邪蠲痺自痊癖　平胃除痰有異功

五味子

五味子君味且酸　潤肺寧嗽　補虛益氣潤津乾

消痰止嗽強筋脉　逆氣勞傷是妙丹

防風

祛風濕除熱

防風不獨散諸風　勝濕清眩上下攻

字乳金瘡兼内痓　辛温能療目如盲

杜若

温中下逆氣

杜若辛温氣似便　脇胸逆氣可通宣

風侵腦户連頭痛　口氣滋精療目眩

旋花

退斑駐顏

旋花祛却面皯斑　益氣甘温好駐顏
根味獨辛除腹冷　充饑輕體利便慳

徐長卿

治疫疾蠱毒

徐長卿味擬辛温　治證無傳謾品論
鬼物百精祛疫疾　又云瘟瘧可除根

黄芪

補中益氣

黄茋癰腫善排膿　補益虛勞血脉衝
止帶平崩滋腎氣　甘温脾胃快心胸

草部中品之上　性温藥味治證歌

當歸　養血和血

當歸主欬味甘辛　寒熱虛勞用最神

婦人胎產諸瘡瘍　用卻須分頭尾身

白薇

治中風身熱肢滿

白薇鹹苦帶溫平　淋露傷中水氣泓

暴中風邪身熱甚　忽然狂惑不知人

白芷

清眩祛風

白芷頭痛不可無　中風寒濕解肌膚

肺經風熱辛溫散　止漏通經療毒疽

麻黃

祛風散表

麻黄散却中風邪　瘟癧傷寒發表嘉
欬逆頭疼破瘤積　苦甘斑毒用消痂

藁本

清利頭目

藁本辛温性主陽　陰中寒腫痛相將
齒疼腦頂風頭痛　疝瘕寒邪結鬱良

秦艽

攻風逐水除肢節痛

秦艽五疸効如神　三痺肢攣遍體身
辛苦利便勞熱愈　療風無問舊和新

蠡實　清胃熱理濕痺

蠡實甘温氣似平　須知馬閵即其名
風寒濕痺攻喉痺　血氣崩中胃熱清

草部中品之下　性温藥味治證歌

破故紙　益精補腎

故紙辛温補五勞　七傷肢痺痛相撓
陽衰腎冷精流洩　血氣能調及女曹

艾葉

温中止腹痛

艾葉其如灸有功　痢家赤白賴温中
安胎漏血温胞臟　心腹稽留惡氣攻

大小薊

大養精保血療癰疽　小專主血積

大小薊根何太苦　甘温保血養精田
安胎吐衄兼亡血　癰腫諸瘡共酒研

紅藍花 即紅花 和血養血通経　治產後血暈

紅藍花即是紅花　血暈通経主血家

甘苦辛温多破血　養榮和血莫多加

延胡索 理血氣刺痛

延胡破血主通経　淋露崩中結塊停

辛苦更除心腹痛　產餘諸疾用咸宜

防已 祛風除濕

防已消浮利水功　諸癇三痺二便通

肺家喘嗽膀胱熱　辛苦猶能療腫風

欵冬花　潤肺消痰止嗽

欵冬上氣苦辛平　止嗽消痰心肺清
肺家痿膿兼吐血　洗肝明目鎮癇驚

高良薑　治心氣痛

高良薑逐胃中寒　逆氣衝心病嘔酸
霍亂轉筋仍瀉痢　辛温消食胃翻安

肉豆蔻　温中助胃止霍亂

肉豆調中健胃脾　辛温下氣食能追
腹心冷氣生䐜脹　吐瀉猶安傷乳兒
　温胃殺蟲

使君子

使君子主殺疳蟲　瀉痢偏宜療幼童
肉性甘温可常食　小便白濁澁應通
　寧肺潤嗽止咳逆

白前

白前保肺擬為君　氣屬甘温更帶辛
咳嗽脇胸多逆氣　喉中呼吸水聲頻

草部下品之上　　性温藥味治證歌

半夏

化痰和中

半夏温中燥濕便　　傷寒傷熱及心堅

痰涎嘔吐調脾胃　　痰逆頭疼文在先

躑躅花

散風邪殺蠱毒

躑躅花堪散邪風　皮膚淫痛妙難通
辛温大毒祛瘟瘴　鬼注潛消殺蠱蟲

鈎吻

敷金瘡乳痓

鈎吻陰精主毒人　金瘡鬼注莫能侵
辛温上氣兼平欬　乳痓仍攻水腫淫

草部下品之下　性温藥味治證歌

骨碎補　治折傷續筋骨

骨碎功專補折傷　苦温滋味古来嘗
五勞六極兼風血　破血猶能止血下

寄奴　清熱散血

寄奴性味苦温和　破血能除產後疴
下氣又專祛水脹　腹心疼痛効神多

首烏　益精髓黑髭髮治瘡疥

首烏白髮可令玄　血氣滋培益壽年
甘苦療心腰膝痛　又消癧痔帶家愆

威靈仙

能宣風通氣
威靈五臟苦能宣　十二経通破積堅
痰滞胸心腰膝痛　痛風風濕効通仙

續隨子

通血結月水閉
續隨血結月経愆　癥瘕猶憐痃癖堅
心腹脹疼痰飲積　辛温輟使二便宣

穀精草　療目赤腫痛

穀精草在穀田生　氣味辛溫稟穀精

喉痺齒風瘡疥疾　毛焦蟲類病猶平

仙茅　益腎壯陽

仙茅有毒味辛溫　腰脚拘攣屈可伸

堅骨益肌明耳目　虛勞失溺主神通

草豆蔻　療心腹氣痛

草豆溫中喜味辛　腹心疼痛嘔聲頻

風寒客胃邪攻刺　酒毒兼袪口氣人

草部上品之上　性平藥味治證歌

人參　潤肺寧心開脾助胃

人參性味著甘溫　補臟安神定魄魂

明目開心仍益志　調元通血主生津

甘草　調和諸藥

甘草甘平性主和　善除寒熱臟家痾
堅筋長肉祛煩滿　下氣猶通月水過

黃精　延年不老補中益氣

黃精久服耐寒饑　味最平甘益氣微
風濕勞傷安臟腑　潤心清肺効幾希

遠志　寧心定志

遠志安神定悸驚　寧心益氣使聰明

壯陽強志袪邪夢　温苦滋陰止洩精

金釵石斛　除濕壯腰膝

金釵石斛主傷中　除痺多於下氣功
甘可厚腸平胃氣　虛勞邪熱療驚忡

牛膝　壯筋健步通經

牛膝酸平主下行　四肢三痺苦相平
壯筋續絕通經水　産後心臍痛即寧

萎蕤　治時疫寒熱拘攣

萎蕤暴熱中邪風　濕毒拘攣及痛攻
時疫熱寒頭目痛　味甘唯畏鹵鹹同

著實

益氣明目

著實充饑目可明　不饑不老使身輕
令人益氣多聰慧　氣味由来酸苦平

草部上品之下　　性平藥味治證歌

蒲黄　止血破血

蒲黄破血又能生　瘕帶崩傷血痢平

心腹膀胱寒更熱　甘平吐衄有君名

蒺藜　祛風明目

蒺藜辛苦亦温寒　癰腫陰瘡瘰乳難

癥瘕肺痿平咳逆　長肌明目泄精捖

决明子　清肝明目

决明有子療青盲　退瞙涼肝主益精
鹹苦最堪除赤淚　腦心貼却鼻洪平

蛇床子

治風濕瘡痒

蛇床陰腫與陰痿　頑痺麻風濕痒追
下氣强陰温子臟　且知辛苦鎮癇驚

王不留行

調經下乳

王不留行療惡瘡　癰疽風瘮散瘡瘍
甘苦止疼還止血　調經易産剌鍼傷

旱蓮子草　止血止痢

旱蓮子草即鱧腸　血痢甘平鍼灸瘡
取汁用塗眉髮脫　烏髭活血古稱良

景天

療火瘡丹毒

景天閒療火金瘡　大熱清除蠱毒傷
酸苦可平驚熱疾　摘花堪作漏崩方

白兔藿

消血解毒

白兔藿一名白葛　氣平味苦識應稀

虺蛇蠱蠆諸風蠱　鬼注兼除風痓痱

草部中品之上　性平藥味治證歌

萆薢　祛風濕腰背痛

萆薢主蠲三痺痛　更除百節背腰強

苦甘水臟堪溫補　失溺陰痿亦助陽

通草

下乳通經止五淋

通草甘辛治五淋　便難脾疸病煩心

散癰下乳通經閉　耳鼻宣通主失音

百合

寍心肺止嗽喘

百合宣通大小便　腫浮膨脹易為痊

甘平熱欬安驚悸　治却諸瘡利肺咽

草部中品之下　性平藥味治證歌

胡黃連　補肝明目

胡黃連味苦微平　久痢成疳咳嗽生
勞熱骨蒸多盜汗　凉肝專治小兒驚

天麻　清頭目袪風熱止眩暈

天麻辛主散頭風　風濕拘攣痺作恫
益氣強筋利腰膝　驚癇通竅上行功

藥性主治品類 中頁

京三稜

快氣除膨脹

京三稜破老癥堅　結塊應同月候愆

又善落胎消惡血　苦辛心腹痛安然

零陵香

下氣和中

零陵香入浸油香　癘氣牙疼漱此湯

味說甘辛氣平順　腹心疼痛酒煎嘗

草部下品之下　　性平藥味治證歌

天南星　醒脾去風痰

天南有星多苦辛　麻痺風痰下氣神

癰腫中風胸膈滿　破堅猶禁墮姙娠

木賊　明眼目去翳障

木賊其如治眼良　平肝益膽療風腸

苦甘退翳堪消積　發汗調經有所長

蒲公英　消乳癰水腫

蒲公英味喜　善治癰疽即地丁
獨療乳癰多効驗　水煎存汁潰將成

商陸　除精墮胎消癥

商陸甘酸毒更辛　辟除精物墮姙娠
疝癥水腫癰瘡蠱　根似人形却有神

白附子　治諸風冷氣

白附子辛溫中風　失音不語啓昏蒙

諸風冷氣除瘡癬　行藥應多上下功

連翹

清諸經客熱

連翹敗毒古今傳　癰腫瘻瘻瘰癧痓
平苦瀉心除胃熱　五淋客熱月經愆

狼毒

破積下氣

狼毒辛平毒更多　脇間積癖可消磨
欬家飲食為寒熱　主殺瘡瘻疸蝕痾

萞麻子

消癥腫浮腫

蓖麻子性屬諸陰　味氣辛平毒頗深
水腫水癥除疥癢　癘風尸疰下胎脏

鬼臼

殺蠱毒鬼疰

鬼臼方書不入湯　祛邪解百毒稱良
物精鬼疰還驅蠱　有毒辛温辟不祥

殺蠱腹更止腹中痛

鶴虱

鶴虱為方主殺蟲　苦平宜入散圓中
蛕蟯攻腹牽心痛　小毒其如最有功

茴實　止痢療癰

茴實緣知是苧麻　苦平紅白痢殊嘉
炒来蜜槳調水服　又聞食子療癰家

蜀漆　消痞破積

蜀漆辛平瘧最優　往来寒熱自然瘳
腹中積聚癥堅痞　蠱毒能袪鬼疰收

木部上品之上　性寒藥味治證歌

梔子　凉心清火

梔子虛煩不得眠，苦除胃熱鬱開宣。
諸淋目赤諸黄疸，勞復諸瘡爾自痊。

黄蘗　清熱降火

蘗皮腸胃熱邪瘳，補腎凉肝及治蛕。
男婦口瘡諸痿厥，女人崩漏苦多優。

槐實　除五痔濕瘡

槐實寒除五痔邪　陰瘡濕痒火瘡佳
催生乳瘕還明目　味似醎酸苦更賒

槐花　清熱凉血

槐花凉苦療腸風　腸熱心疼腹臟蟲
瀉痢白紅兼五痔　皮膚風氣目睛紅

楮實　補腎強心志

楮實甘寒世所知　補虚明目主陰痿

虛勞腰膝堪強健　逐水充饑可療饑

楓香

止蟲痛攻水氣殺蟲

楓香脂豈白膠香　辛苦疎通癮疹痒

浮腫蟲疼攻水氣　大楓子主殺蟲瘡

木蘭花

祛熱治陰下痒濕

木蘭明目耳能聰　身面皮膚熱可攻

赤皰酒皶陰下濕　苦寒風癩有殊功

木部中品　性寒藥味治證歌

秦皮

祛風濕除目痛

秦皮白膜與青盲　兩目紅疼淚似傾
寒苦且平三種痺　驚癇帶下又填精

枳殼

寬中下氣　寬利胸膈

枳殼和中味苦酸　胸膈痞塞脹應寬

化痰安胃堪消食　破結陰癥逐水寒

枳實

下氣寬中消痰

枳實祛痰利膈胸　脾經積血痞能攻
消溶水穀還安胃　酸苦微寒散脹壅

天竺黃

療驚風痰壅

天竺黃傳竹內生　鎮心明目治驚風
壅痰客忤聲音失　養臟甘寒喜保嬰

白棘

療癰止痛

白棘鍼堪散腫癰　止疼決棘結排膿
辛寒憶昔嘗滋味　心腹中間痛可攻

紫葳

消血通經絡

紫葳藥品即凌霄　產乳崩中帶下調
血痛養胎通血閉　酸寒風毒刺風消

桑白皮

瀉肺消痰

桑白皮寒理肺金　消痰止嗽亦清音
皮膚瘙痒諸瘡疥　壯熱三蟲總不侵

茗苦茶

清頭目消熱渴

茗苦茶應有後先　早茶晚茗别强研
消痰下氣清頭目　化食還醒睡渴蠲

衛矛鬼箭

破血除邪

衛矛鬼箭羽同傳　殺鬼除邪蠱毒瘳
下血崩中平腹痛　苦寒胎落莫輕投

松煙

止血生肌平吐衄

松煙爲墨氣辛清　止血生肌客忤平

吐衄暴崩摩醋服　産餘血暈主和榮

木部下品　性寒藥味治證歌

鈎藤　療驚癇風熱

鈎藤形若似鈎生　主治嬰童十二驚

寒熱胎風頻客忤　甘寒瘈瘲豈難平

桐葉

殺蟲治痔祛陰蝕

桐葉方書亦未詳　唯云一種可為方
三蟲五痔祛陰蝕　寒苦花專傅豕瘡

雷丸

逐毒氣殺蟲

雷丸微毒殺三蟲　皮熱嬰兒最有功
蟲毒苦寒祛寸白　化磨結積起疲癃

榧實

清肺殺蟲主痔

榧實甘堪潤肺經　三蟲五痔服消形

從来此藥專清肺　多咳傷腸亦有靈

木鱉子

療癧腫除熱毒

木鱉甘寒亦利咽　肛門疼腫痛相牽

折傷瘡痒生肌肉　乳痛腰疼効寔淵

柳華

治黄疸去瘡痂

柳華楊柳絮如花　面熱生瘡去黑痂

嘗得性寒微帶苦　水風黄疸治瘡家

楝實

殺蛕蟲洗風痒

楝實時温大熱狂　三蟲心腹痛殊良
根汁殺蛕寒更苦　皮湯薰洗熱風痒

欒華

治目痛眥淚赤爛
欒實目痛腫應瘳　傷眥其如淚泗流
合却黄連作膏子　苦寒赤爛治功優

烏桕木

通利結積
烏桕木根皮苦温　水癥結積似奔豚
大便堅澁能通利　蛇毒須知可拔根

黄藥根　消腫散毒

黄藥根閒苦毒無　惡瘡喉痺効多殊

馬心肺熱猶能治　蛇犬傷兮搗汁塗

木部上品　性熱藥味治證歌

桂

行血通經絡肉　行血止汗心　散血引經絡

桂主温中利肺肝　腹心寒痛轉筋難

通經欬逆除風痺　氣禀辛甘療脚痠

丁香

快脾胃止嘔吐母除胃熱攻齒痛雞散風消腫毒

丁香脾胃喜辛温　霍亂仍兼嘔逆頻

口氣齒疳腰膝冷　壯陽安腎息賁豚

沉香

下氣補中定霍亂

沉香辛散水風腫　温壯元陽暖腎家

吐瀉轉筋消滯氣　皮膚骨節痒頑麻

乳香　調經止痛

乳香定痛走諸經　辛苦調和氣血停

長肉療瘡醫口噤　水風為腫亦多靈

檀香　快膈止嘔吐

檀香性熱味甘辛　散腫消風無毒真

腎氣不舒心下膈　兼平霍亂胃中分

木部中品　　性熱藥味治證歌

厚朴

寬胸利膈

厚朴溫中亦厚腸　胃寒霍亂吐酸漿

祛蟲下氣消痰食　辛苦通經破血盂

烏藥

理氣寬中

烏藥順氣亦調榮　腹心疼痛及天行

小兒腹內諸蟲氣　宿食癰瘡鬼疰平

秦椒

攻痛治風邪

秦椒辛苦惡防葵　寒痺風邪冷痛追
明目駐顏堅齒髮　經停血痢最相隨

胡椒

去痰除冷氣　蓽温中散冷

胡椒辛噪火兼全　下氣温中暖腹心
霍亂寒痰和冷痢　諸魚肉毒總能禁

蕪荑

治腸風痔瘻殺蟲

蕪荑辛喜臭為嘉　逐去嬰童五内邪

殺祛三蟲追寸白　腸風瘻痔瘰瘡家

木部下品　性熱藥味治證歌

蜀椒

下氣温中

蜀椒下氣又温中　平效應教血脈通

六腑冷寒寒濕痺　壯陽辛熱氣多雄

巴豆

利痰水破積熱

巴豆辛温毒有餘　七癥八瘕積堅除
開通臟腑消痰癖　瘟瘴傷寒水道疏

木部上品　性温藥味治證歌

枸杞　滋陰補血

枸杞強陰益氣精　熱中消渴液津生

苦寒周痺猶明目　寒熱虛勞獨善名

蘇合

蘇合為香辟鬼精　去蟲消蠱痓癇平

除邪消蠱

甘温瘟瘧能祛截　性氣令人夢不生

松脂

延年耐老生肌止痛

松脂咬却殺牙蟲　貼却諸瘡療痛風

消渴生肌安五臟　苦温除熱傅胸中

女貞實　補養精神

女貞鍾實向冬青　安臟添精保氣形
撥厥補中除百疾　輕身猶可躡黃庭

栢葉　清心涼血

栢葉尤良苦澁温　崩中痢血却為君
補陰吐衄神功要　澁肺滋脾性主坤

栢子　養心神益元氣

栢子安驚五臟便　滋培氣血濕風攣

甘辛又散腰中冷　耳目聰明益壽元

乾漆　和血脉通經絡

乾漆消瘀血最神　堅癥疝瘕儗為臣
三蟲六急連三痺　續骨經通温與辛

樟腦　祛蟲通竅

龍腦辛温關格通　腹心邪氣豁涎纏
消風去濕猶明目　破積安驚利耳聾

藿香　定霍亂止吐

藿香開胃亦扶脾　霍亂心疼吐逆施
快氣温中風水患　辛甘口臭已前知
止欬逆下氣

牡荆

牡荆實瀝止心煩　目眩温苦味頭旋
消渴降痰通胃氣　失音熱悶使能言
除濕強腰膝

杜仲

杜仲功行脊與腰　堅筋強骨氣和調
甘温擬滑便遺瀝　辛散陰痒濕自消

辛夷　　清利肺氣通鼻塞

辛夷利竅散頭風　身臟憎寒熱可攻

鼻塞齒疼除腦痛　辛溫解表更溫中

木部中品　　性溫藥味治證歌

檳榔　　消膳化滯　豁痰逐水　殺寸白蟲

檳榔消穀墜痰壅　氣滯心疼滿更恍
滋味苦辛袪癉癘　伏尸寸白殺三蟲

安息香

除邪氣辟惡穢

安息為香主辟邪　来神去鬼事殊賒
腹心惡氣兼尸疰　辛苦梵之蠱毒嘉

蘇木

散血通經脉

蘇木甘鹹破血瘀　排膿止痛療癰疽
婦人氣血攻心腹　撲損調經治產餘

甘松　下氣散風

甘松溫卻亦甘香　沐浴人多用煮湯
下氣復能除惡氣　腹心疼滿合爲方

鈎樟　平霍亂理心腹痛

鈎樟止血治賁豚　功効何如皮與根
水腫瘡痍心腹痛　兼平霍亂胃如翻

紫參　退熱止痢攻血閉

紫參苦退熱寒邪　通竅通便治痢嘉

積聚腹心攻血閉　癰瘡唾血又專家

木部下品　性温藥味治證歌

訶藜勒

開胃止瀉痢

訶藜勒苦帶温酸　冷氣心中腹脹漫

止嗽消痰仍下食　澁腸開胃痢皆安

橡實　厚腸除痢

橡實名猶櫟子名　厚腸除痢古嘗評
崩中便血烏鬚髮　殻性微温氣亦平

大薺　明目去翳止痢

大薺肝氣逆能平　實味甘温點目明
障翳赤疼根汁効　葉燒灰治痢尤精

丁公藤　調血益精除冷氣

丁公藤幹向南生　氣血調和主益精

蠲痺排風除冷氣　辛溫腰脚壯陽堅

益智　安神益氣

益智安神益氣元　遺精虛漏豈虛言
辛令脾胃寒邪散　嘔噦流涎喜氣溫

夜合花　明目利心堅筋

夜合花開香滿庭　能平臟志利心經
補陰明目消癰腫　甘主堅筋骨有靈

杉材　治脚氣心腹疼

杉材油者始為良　節屑煎湯脚氣康
服屑又平心腹痛　辛温猶作漆瘡方

皂莢　通利關竅

皂莢辛鹹走厥陰　中風昏冒忽然瘖
通関利竅除邪氣　風痺頭風保墮娠

虎杖根　通月水破癥瘕

虎杖根通月水来　潰消留血妙難裁
味温破結除癰毒　撲損傷夷用莫猜

木部上品　　性平藥味治證歌

茯苓　　健脾寧神

茯苓甘淡濕寒除　　止渴消痰亦補虛

定悸利便調胃氣　　三焦分順結能踈

茯神　　寧神安寢

茯神緣木抱根生　魂魄安然合鎮驚
益智開心補勞乏　心中堅痛喜甘平
鎮心神安魂魄

琥珀

琥珀安和五臟家　甘平魂魄逐精邪
通淋明目除心痛　止血生肌信可誇
寧心定志

酸棗仁

酸棗甘平四體痠　寧心斂汗復滋肝
振悸不眠煩更渴　主強筋骨膽虛寒

五加皮

強壯筋骨

五加五緩四肢攣　瘀血皮肌久未痊
疝氣陰瘡心腹痛　苦辛方集註延年

桑皮

瀉肺消痰

桑皮咳嗽喘能休　客熱虛勞水氣浮
六極五勞崩吐血　甘辛消渴快痰稠

寄生

除濕強腰膝

寄生何苦寓桑生　胎漏崩中甘可平

腰痛小兒肩背強　充肌除痺目睛明

榆皮

通水道消癰腫

榆皮性滑利便癃　消腫除邪水道通
多服滑胎多睡臥　白禿甘平殺寸蟲

蔓荊

清頭目消風熱

蔓荊明目齒牙生　濕熱風熱痺急攣
頭痛腦鳴目流淚　苦辛通竅復清眩

木部中品　性平藥味治證歌

仙人杖　治噦氣嘔逆

仙人遺杖玉琅玕　噦嘔驚癇水煑飡

若與夜啼兒伴睡　鹹平轉却哭爲歡

大腹皮　下氣除膨脹

大腹皮消腫脹浮　健脾開胃利腸洩

氣攻心腹緣寒熱　豆製辛溫性始柔

阿魏

除邪破積

阿魏辛專殺小蟲　破癥消積氣何雄
物中惡氣偏能去　邪蠱應疑未可攻

沒藥

止痛生肌

沒藥止痛療金瘡　破血偏宜損打傷
產餘氣血相攻痛　氣苦辛平翳暈良

五倍子

祛風除濕

五倍酸平歛齒宣　肺家風毒蠱疳痊
瘡痒五痔風兼濕　洗眼能袪風熱牽

海桐皮

洗目漱牙去風痺

海桐皮出海南中　患痺渾身治痛風
平苦漱牙堪洗眼　痢家崩帶白兼紅

麒麟竭

療折傷止血

麒麟竭逐臟中邪　破積金瘡止帶家
小毒鹹甘療傷損　引膿須戒勿多加

木部下品　性平藥味治證歌

樺皮　清熱散癰腫治豆瘡

樺皮煑汁苦還平　熱毒時行氣自清

黄疸乳癰初發腫　瘡如豌豆効非輕

没石子　黑髮固齒

没石能收陰汗多　生肌止痢苦温和
烏髮又可堅腸滑　用治陰瘡痛即磨

石南

利筋骨皮毛之風痺

石南養胃壯陰痿　筋骨皮毛脚弱疲
辛苦毒平邪在臟　女人多服使相思

南燭枝

止瀉強筋

南燭枝兮逐睡魔　強筋益氣苦平和
不肌變白能延壽　炊飰名為烏飯哥

椰皮　益氣消渴

椰皮平苦効何先　吐衄須令搗汁煎
食肉去風還益氣　飲漿消渴古今傳

穀部上品　性寒藥味治證歌

麻油　滋潤腸胃

麻油色白味甘寒　性滑滋腸胃燥乾
榮衛通和風氣散　頭瘡和藥傳應安

穀部中品　性寒藥味治證歌

粟米

養腎田能消渴

粟米咀嘗養腎田　鹹寒脾胃熱邪蠲

陳食味苦能消渴　止痢安腸利小便

菉豆皮　清熱消煩渴

菉豆皮寒肉性平　奔豚丹毒煩熱清
風疹可消消煩渴　用之作枕目昭明

穀部下品　性寒藥味治證歌

醬

除熱消煩治火瘡

醬味鹹酸用喜陳　主消煩滿熱瘡也

除熱又能和百藥　火瘡蜂蠆毒如神

穀部上品　性熱藥味治證歌

麻蕡　祛風催生下乳

麻蕡相傳惜未詳　謾評辛治五勞傷
催生下乳袪風氣　治渴平通大小腸

穀部中品　性熱藥味治證歌

藊豆　補脾鮮醒下氣
藊豆和中暑氣清　甘温吐痢轉筋平

下氣解酲還解毒　更調脾胃豈虛名

粟殼

澁腸止欬

粟殼方家主澁腸　虛勞咳嗽用多良
雖能澁痢功能劫　只恐傷人似劍鎗

酒

通血脉行藥勢

酒通血脉厚人腸　可禦風寒霧氣傷
養胃扶脾行藥性　甘辛滋味擬瓊漿

穀部下品　性熱藥味治證歌

醋

除煩歛咽瘡下氣

醋消癖腫歛咽瘡　產後薰除血暈良

下氣除煩攻水氣　婦人心痛服應康

穀部上品　性溫藥味治證歌

飴糖

止渴消痰

飴糖止渴亦消痰　潤肺和脾胃喜甘
中滿嘔家須勿食　恐生濕熱莫多餤

穀部中品　性温藥味治證歌

粳米

補益胃氣

粳米和平五臟中　甘除煩渴胃中融
雞頭作粥甘堪食　強志添精耳目聰

大麥

消膳健脾

大麥甘温水漬芽　化消宿食破癥家
健脾開胃清痰滯　下氣催生性亦嘉

穀部下品　性温藥味治證歌

糯米　補虛健脾

糯米苦中苦性便　食多多熱大便堅
甘温霍亂猶能治　黃疸通身稈可痊

陳米　開胃鮮煩

陳米倉中積有年　和脾開胃古今傳

鹹酸溫胃除煩渴　止洩何如下氣先

淡豆豉

發傷寒之表

豆豉深除熱與寒　止人頭痛發人汗

解煩止痢消諸毒　用酒利滓傳脚酸

穀部中品　　性平藥味治證歌

小麥　止汗養心神
小麥爲臣善養肝　利便消渴潤咽乾
浮收盜汗清勞熱　味主甘寒氣稍寒

神麯　消導宿滯

神麯調中下氣漫　和脾開胃膈心寬

祛痰癥結能消食　霍亂甘溫逐冷寒

除胃熱消腫

大豆

大豆為芽甘且平　筋攣膝痛使能行

臟家胃氣如成積　濕痺蠲除步履輕

清胃熱逐水滿

生豆

生豆甘平惡五參　傷中露下苦漓淋

產餘虛熱諸風疾　逐水兼清胃熱滛

赤小豆

解毒散瘡腫

赤豆排癰潰腫膿　熱中消渴利便壅

甘酸逐水消浮腫　大腹能寬脚氣攻

穀部下品

罌粟

除胸中痰反胃

罌粟除胸有滯痰　更間反胃用應堪
丹石發萌多不食　粥加竹茹喜平甘

菜部上品　性寒藥味治證歌

冬葵子

療乳癰醫難產

冬葵子性滑甘寒　難產催生療乳難

臟腑熱寒應羸瘦　五癃便澁擬金丹

莧實

明目利大小便

莧實為言利二便　青盲白翳即蠲然
甘寒益氣祛寒熱　主殺蚘蟲固所先

黃蜀葵花

催生治諸瘡

黃蜀葵花利小便　催生唯用子為先
瘡家要藥排膿水　氣味方書惜未傳

苦苣

消癰腫立潰

苦苣多苦氣和平　與血同飧痔疾生
面目舌黃應可療　疔癰諸痢骨蒸清

瓜蒂

主風癇喉痺

瓜蒂消浮毒苦寒　風癇喉痺逐痰漫
鼻中臭肉除黃疸　花主心疾欬逆安

菜部中品　性寒藥味治證歌

薄荷　清上焦風熱

薄荷發汗療傷寒　幼幼驚痰壯熱攻
風氣上壅併下氣　退蒸多在苦辛中

荊芥　踈風清頭目　穗　踈風止痒

荊芥瘡科號假蘇　苦辛温散冷風疴
頭風眩暈消瘀血　療却諸血脉調和

菜部下品　性寒藥味治證歌

茄根

洗潰瘓之瘡　脚凍瘡瘓用煮湯

茄根莖葉候枯黄　浸潰久之瘡自愈

性緣多澁故稱良

苦瓠

治水腫虛浮令人吐　苦瓠言消大小浮

四肢面目腫能收

功強下水令人吐　苦毒多寒慎妄投

菜部上品　　性熱藥味治證歌

芥子　　温中通竅治風麻痺

芥子温中卻腎邪　辛能通竅味應嘉

性專動氣毋多食　子治風浮及痺麻

白芥子　治胸膈痰冷

白芥子辛傳射工　能温痰冷膈胸中
面黄上氣令人汗　皮膜停痰最有功

菜部中品　性熱藥味治證歌

葱實　發散寒邪

葱實辛温忌蜜同　傷寒寒熱發散風

安胎昏目還明目　和臟通腸祛邪功

安臟暖丹田

韭

韭味歸心五臟安　辛除胃熱主充肝

腸間瘀血能温下　子治遺精暖下元

發散風凉

紫蘇

紫蘇下氣亦除寒　心腹能令脹滿寬

開胃解肌專發表　辛温和氣孕胎安

蘇子　定喘除膈

蘇子尤良潤肺心　消痰定喘効殊深

消除五膈平翻胃　治足腰中風濕淫

菜部下品　性熱藥味治證歌

菜部上品　性温藥味治證歌

冬瓜　醒脾暖胃逐水

白色冬瓜甘且温　通淋消渴觧煩生
散癰逐水能清熱　欲醒脾家子可侵

菜部中品　性温藥味治證歌

香薷

除暑鮮煩熱温胃定霍亂

香薷清除熱煩消　下氣温中胃可調

霍亂腹疼仍吐下　辛除水腫徹三焦

水蘇

止血痢下氣

水蘇吐衄血山崩　味性辛温宿有癥

產後中風并血痢　通神下氣降能升

菜部下品　性温藥味治證歌

大蒜　辟温消穀散痓

大蒜名胡毒且辛　散痓除癖辟瘟乇
轉筋霍亂熏傷暑　消穀傷肝損目神

小蒜　理胃消邪痺

小蒜辛歸腎與脾　腹中不利榖能催
溫中理胃除邪痺　小毒微溫世所知

蘿青

散胸中結痢水腫

蘿青為熱白為凉　結散胸中主敗瘡
久痢中風寒水腫　辛溫肺喘亦能攘

芸薹

通結血破癥瘕

芸薹多食損元陽　丹種癰瘡治乳瘡
發病生蟲通結血　辛溫能破癥瘕殃

菜部上品　　性平藥味治證歌

蕪菁

輕身益氣

蕪菁消食使人肥　利臟輕身益氣宜

三蜀俗呼諸葛菜　苦温唯有武侯知

菜部中品

性平藥味治證歌

菜部下品

性平藥味治證歌

水芹　養精補血

水芹嗜食消煩渴　益氣培精血脉和
赤沃女人專血定　寒平滋味喜甘多

蘩蔞

破血消毒

蘩蔞草却是雞腸　產婦宜為口齒方
破血止淋揩齒露　酸平專治積年瘡

果部上品　　性寒藥味治證歌

青皮　　平肝利膈除膨脹

青皮破積苦辛寒　小腹攻疼主瀉肝
消食寬中行滯氣　脇痛非常不等言

柹　　潤肺除腸癖

柹性甘寒潤肺喉　主通耳鼻氣周流
厚腸健胃除腸癖　宿血能消有所由

榴子　　澁腸止痢殺蟲

榴子甘酸性滯留　食多損肺氣應收
澁腸止痢平精漏　東向根除寸白蚘

栗

耐肌益氣補腎

栗味鹹寒厚胃腸　耐肌益氣療疳瘡
生應補腎煨多滯　嚼傳能抽箭刺傷

果部類　　性熱藥味治證歌

橘皮　　健脾和中

橘皮導滯儗為君　　瘕熱胸中水穀分

痰熱快除平嘔吐　　辛温脾胃古嘗聞

果部類　　性温藥味治證歌

胡桃

消食潤肌髮

胡桃黑髮潤肌脂　過食風痰兩病之
助腎火兮敷瘰癧　甘溫猶治撲傷危

金櫻子

主治洩痢遺精

金櫻子類野薔薇　洩痢遺精効信稀
性澁味酸煎酒服　莫教多食瘦腰圍

藕實

益氣消渴止衄

藕實安心又補心　養神益氣療精淋

甘平止痢還消渴　吐衂其如節可仁

杏仁

潤肺止嗽

杏仁欬逆氣雷鳴　喉痺袪痰定喘聲
肺部風寒多咳嗽　苦甘心下滿寍平

橄欖

消渴生津

橄欖甘酸解宿酲　又堪消渴又生津
核仁潤却唇乾燥　研爛塗之痛裂平

荔核

止心痛袪小腸疝氣

荔核心疼痛可涂　小腸疝氣亦能祛
須令慢火燒存性　酒服錢餘力有餘

木瓜

理脚氣健步

木瓜下步味温酸　脚膝腰疼最益肝
霍亂轉筋消水腫　強筋濕痺亦何難

果部類　性平藥味治證歌

大棗　健脾和中

大棗安中導養脾　調和百藥療瘡痍
甘溫十二經能助　平胃通關益氣虧

山查　消膳化滯

山查行結氣如神　消食消痰滯血伸
取汁可除兒枕痛　又催瘡痛小兒屯

桃仁　行血止痛

桃仁甘苦苦殊多　新血能生宿血和

通經破滯祛癥瘕　涌潤專攻燥結痾

烏梅

生津止渴

烏梅下氣味多酸　收肺安心潤口乾

止痢澁腸消酒毒　去痰平瘧療傷寒

榛子

堅筋益氣

榛子寬腸胃可開　健行益氣力能培

甘平食却令常飽　性滯昭然莫更猜

梨　清痰止嗽

梨清客熱與心煩　消渴甘酸性可言
肺熱令人多咳嗽　金瘡乳婦戒思繁

郁李仁　潤腸消腫

郁李仁多利水功　若通關格不能通
四肢大腹皆浮腫　潤燥酸平破血宮

枇杷葉　下逆氣除喘嘔

枇杷葉儗使為儔　嘔啘頻頻未息休

肺熱苦平寧久嗽　性能消渴最宜投

芡實

補中強腰膝益精明耳目

芡實甘平善補中　益精明目耳斯聰
腰膝疼痛蠲濕痺　輕身強志起疲癃

石部上品

性寒藥味治證歌

丹砂　養精神定魂魄

丹砂煉服養精神　定魄安魂益衛營
明目凉心煩渴止　鎮驚攻瘍鬼邪平

膽礬　觧寒熱理目療瘡

膽礬石膽本同名　目痛金瘡服可明
陰蝕石淋寒熱者　苦辛崩血痓癇平

空青　還睛明目

空青聾瞽用如神　膚翳能除血脉伸

止淚益肝通九竅　酸寒目痛及瞳人

礬石

消瘰癧瘡腫白消痰治風

礬石專除喉痺風　鼻中息肉與痰壅
齒疼陰蝕諸瘡漏　酸澁微寒滯痢通

消石

去結熱消渴

消石神功化石金　專消煩渴熱相侵
諸經五臟多留結　味苦辛寒毒似深

朴硝

通大腸破瘀血止痰癖

朴硝鹹苦毒辛寒　百病能除六腑安
痰痞癖留停血破　傷寒熱疾二便難

芒硝

除胃實破留血

芒硝緣是朴硝煎　潤燥惟辛鹹軟堅
留血五淋痰實潰　臟中積熱二便宣

消化結痰

玄明粉

玄明粉即朴硝精　陰内含陽火煉成
心熱躁煩安五臟　甘辛明目豁痰行

滑石　利六腑之澁結

滑石甘寒性重沉　益精止渴補脾陰
乳難癃閉清邪火　凝血通經恐墮娠

石部中品　性寒藥味治證歌

石膏　清胃中之火

石膏除熱理三焦　寒熱傷寒服自調

胃火頭疼消大渴　甘辛揩齒盐踈簫

清胃熱止煩渴

寒水石

水石凝寒甘復寒　腸間積聚苦迷漫

時行熱氣生煩渴　邪客皮中退不難

治瘡殺蟲

水銀

水銀疹疥瘵瘡痂　性重辛寒毒最賒

又殺金銀銅錫毒　產難如用莫輕加

磁石

主濕風痺清煩熱

磁石專周痺濕風　目昏肢痛耳應聾
益精養腎清煩熱　更喜鹹寒吸鐵功

粉錫

療惡瘡去鱉瘕

粉錫於今光粉同　辛寒尸復殺三蟲
癰瘻癥瘕平肝痢　墮姙開瘀小水通

殺疥癬瘰癧風癢

銀粉

水銀為粉性輕浮　飛煉那知殺疥優

石蟹

瘰癧癬瘡風燥痒　酒皶辛味傳應謬

去目翳醫漆瘡

石蟹青盲與目淫　膚丁諸翳莫能侵

鹹寒消毒消癰腫　點眼其如効獨深

石部下品　性寒藥味治證歌

青礞石

宣臟腑消痰滯

青礞石粉細令研　消食消痰臟腑宣
男婦食癥心腹痛　京稜巴豆佐應痊

石鷰

治婦人難産

石鷰惟凉止五淋　産難執手自分姙
嘗聞雲拂晴為雨　不卜緣知性主陰

鉛丹

除熱生肌治刀瘡

鉛丹吐逆鎮驚癇　除熱清心似九還

下氣生肌能止痛　辛寒猶治丹瘡斑

千里水

解邪穢通關下氣

千里東流水性長　温平邪穢煮湯嘗
通關下氣功應捷　禁咒從教鬼魅禳

半天河

洗風痒邪毒

竹籬頭水半天河　邪毒潛消喫鬼魔
空樹中流寒可啜　惡瘡風痒洗消磨

爛木灰

療熱痱瘡

爛木燃之火不燃　形如石類似寒堅

痱瘡棗葉同爲粉　傅却應教熱痱蠲

臘雪

治瘟疫時行疸症

臘雪嚴寒味獨甘　天時行氣疫瘟堪

熱癇狂叫真丹石　黄疸何妨酒後酣

石部上品　性熱藥味治證歌

禹帝餘粮　療崩血漏血

禹帝餘粮甘且寒　瘕癥崩漏用為丸
欬家寒熱多煩滿　去快功應擬上丹

白石英　治咳嗽吐膿

白石英堪療肺痿　陰痿消渴濕風追
欬逆膈寒專益氣　甘辛溫味悅顏姿

石部中品　性熱藥味治證歌

硫黃　暖胃驅蟲

硫黃逐冷壯元陽　殺疥堅筋去䘌瘡
大熱酸温應有毒　腹心痃癖用之良

蓬砂　消痰止嗽

蓬砂止嗽主消痰　用銲金銀綴物堪

辛苦破癥多取効　性温喉痺嚥津含

石部下品　性熱藥味治證歌

代赭石

辟邪治崩驚痫疾

代赭甘寒苦辟邪　能調赤沃帶崩家

產難精脫驚痫疾　色似雞冠澤者加

石部上品　性温藥味治證歌

鍾乳粉

明目益精

鍾乳填精主壯陰　利通關竅啟聲音
味甘温臟還行乳　脚弱寒疼總不侵

紫石英

療驚悸崩中

紫石英平心悸忡　甘辛定欬主温中
補虚破結安魂魄　又治風寒在子宫
赤石英
治咳嗽吐膿
赤石甘酸温更辛　養心明目益元精
漏崩腹痛和陽澼　紅白相兼痢亦平
養肺氣益精　赤　固精治白濁
白石脂
白石脂司養肺金　厚腸和胃畏黄芩
悸驚洩痢便膿血　性味甘酸治腹心

靈砂　定心神怔忡

靈砂魍魎使安然　益氣寍神療日眩

平臟鎮心祛鬼魅　甘溫血脉可通宣

礜石　療鼠瘻破積聚

礜石辛甘熱毒深　用消積聚癖痃侵

取得鸛巢團卵者　暖資元氣壯陽真

石部中品　　性温藥味治證歌

陽起石　壯陽補虛暖腎

陽起方言雲母根　崩中漏下喜甘温

陰痿濕痒回陽氣　暖腎消癥破結屯

太陰玄精石　觧肌利咽喉

有石玄精號太陰　善陰風冷逐邪侵

益精濕痺平寒漏　味性鹹温聚腹心

雄黄　解毒止痛

雄黄解毒性甘辛　臭肉喉風痺鬼神
瘡疾虺蛇諸惡蠱　姙娠懸佩轉男娠

伏龍肝　治崩血消癰腫

伏龍肝合治崩中　欬止癰消療吐紅
姙婦封臍令不墮　辛温風中散邪風

石部下品　性温藥味治證歌

食塩　滋腎化痰涎

食塩殺蟲療陰瘡　痰癖胸中用吐良
便結熨臍平霍亂　損金傷肺勿多嘗

硇砂　破積聚去惡肉

硇砂積聚結能行　惡肉袪除好肉生
辛苦爛胎鹹有毒　金銀銲藥用成功

桃花石　止大腸血痢

石似桃花色更紅　甘溫冷客大腸中

久餐可使皮膚悦　血痢如膿滯即通

白堊　和癥瘕止痢通經閉

白堊爲丸溫苦多　瘕癥崩帶漏能和

澁精止痢通經癖　鼻衄陰疼柰若何

石灰　止血生肌

石灰風化愈金瘡　止血生肌傅最良

燒洗脫肛臨產婦　辛溫能閉玉門傷

石部上品　性平藥味治證歌

玉屑　定喘消渴

玉屑甘平畏款冬　胃中多熱用殊生

除煩定喘兼消渴　服却輕身壽益增

雲母

安臟下痢補虛勞

雲母甘平凝作膏　堅肌安臟補虛勞
惡瘡下痢諸風疹　煅粉調嘗疾自消

珊瑚

鎮心止驚明目

珊瑚似玉色紅沖　鼻衄研吹向鼻中
明目鎮心除目翳　甘平宿血止驚風

柏露秋

駐顏潤肌療目

柏露秋收療目眡　甘平消渴澤膚肌

百草頭堪除百疾　百花花露好顏姿

石部中品

性平藥味治證歌

自然銅

散瘀血療折傷

自然銅療折傷危　散血強筋痛即追

聞說辛平消積聚　酒磨令服每多奇

花蕊石　平金刃傷血暈

花蕊石色似硫黄　止血專平金刃傷
產婦血衝昏暈者　快行惡血止金瘡
　明日止血除心疼

銅青

銅青銅緑總同精　止血金瘡主目明
血氣心疼除息肉　氣平徽毒點膚睛

藥性主治品類

下頁

石部下品　　性平藥味治證歌

蜜陀僧　　消毒祛風

蜜陀僧說是銀鍛　　久痢金瘡用最嘉
小毒鹹平五痔漏　　點斑祛䵟墜痰邪

無名異　　折金瘡生肌止痛

無名異味嚼如錫　　肉損能令肌肉生
傷折金瘡專止痛　　味甘溫喜氣還平

諸鐵

堅肌耐痛止毒瘤　辛平煮汁用之優

諸鐵曾無藥劑投　磨傅嬰兒赤毒瘤

堅肌耐痛斯為驗

柔鐵

治風瘡安心志解百毒

柔鐵堅肌痛可攘　擣燒屑花治金瘡

黴成化粉安心志　百毒傷狂合用漿

獸部類　性寒藥味治證歌

熊膽

治腸風醫痔漏

熊膽為臣苦獨寒　五痔久痔用如神

時行熱盛為黄疸　幼幼驚癇若昂新

羚羊角屑

清乎肺肝

羚羊屑主肺於肝　益氣強陰心氣安

驚癇時氣憎寒熱　血悶衝心苦味寒

牛黃

清心化痰除驚悸

牛黃涼苦善清心　風中狂顛啟失音
魂魄恍然寒且熱　嬰兒口噤熱癇禁

牛乳

補虛勞潤腸胃

牛乳微寒性補虛　潤腸消渴更無如
莫將生飲翻成疾　熱痰增乾勿過餘

犀角

解乎心熱

犀角寒清熱客心　苦專明目鎮肝陰

時行瘟疫消癰腫　風中驚狂與失音

羚羊角

殺蟲明目定魂魄

羚羊角使苦鹹温　明目安心定魄魂

産後腹中餘有痛　疥蟲寒洩可除根

獸部類

性熱藥味治證歌

麝香

開竅解毒

麝香通竅味辛香　殺鬼祛邪疰氣良
瘟疫痓癎心腹痛　產難胎墮去蟲蛊

虎骨

強壯筋骨補髓

虎骨諸邪惡氣祛　風攣拘急骨筋踈
膝腰疼痛功堪補　性味辛溫恐悸除

白鹿膠

滋陰補髓

白鹿膠宜屑熬煎　羸瘦腰疼益腎田

止痛安胎平帶漏　甘温勞絶最爲先

膃肭臍

助陽益腎

膃肭臍根夢鬼交　腹心疼痛癖痃撓
助陽勞極温腰膝　鹹熱精衰益腎胞

象牙

堅固牙齒

象牙生煮利便難　煅末便多亦可餐
取屑研塗抽物刺　水磨敷却退瘡瘢

麋脂

醫血痺壯陽填髓

麋脂除痺濕寒風　味喜辛温腠理通
角性唯甘醫血痺　壯陽填髓氣何雄

阿膠

止血益勞虚欬衄

阿膠止血益虚勞　肝肺相滋洩痢除

欬唾血膿治可固　甘温腰足痛隨舒

牛角腮　止腹疼血凝崩帶

牛角腮灰止帶崩　腹中疼痛血瘀凝
味温苦性微兼澁　暖酒調嘗可降升

獸部類　性平藥味治證歌

龍齒骨

生肌止痛固精止汗

龍齒骨應甘與平　安神固氣澁遺精
縮便收汗攻陰蝕　洩痢崩中及悸驚

豹肉

安五臟益氣耐寒

豹肉鹹平五臟安　輕身益氣耐炎寒
脂間生髮膏多効　暮傳朝生信不難

兎腦

下胎衣攻餘血

兎腦緣知臘月良　胎衣不下是奇方

甘平易產攻餘血　髓性還宜傅凍瘡

魚蟲部類　性寒藥味治證歌

真珠　鎮心明目

真珠寒却鎮心忡　翳障消磨利耳聾

傅粉令人悅顏色　點睛專主啟昏矇

牡蠣　遺精而虛汗收　止汗澁精

牡蠣遺精盜汗收　鹹寒寒熱瘧應瘳
驚癇帶下崩中漏　腸洩秖因澁最優

青魚膽　治目赤腫痛療青盲

青魚膽治眼青盲　點眼塗瘡却有名
石首味甘開胃氣　止淋消食散膨脝、

蚺蛇膽　點眼丹童子五疳

蚺蛇膽性甘苦寒　目腫疼堪點眼丹

心腹蠱瘡總可療　五疳童子擬為丸

鯪鯉鱗

祛魔治諸漏瘧

鯪鯉鱗寒毒更多　鬼邪驚哭可驅魔

乳疼氣痔諸瘡漏　用酒調灰瘴瘧和

伏翼

止淋利水道除瀝

伏翼明睛夜有光　五淋水道利膀胱

夜明沙炒堪除瀝　子死胎中總不妨

蟬蛻

平產難瘙癢

蚱蟬蟬蜕本来形　幼子驚啼藥有靈
味似鹹寒平產難　頭風瘙痒脱能靈
通九竅追痞疾癥瘕

蜚虻

蜚虻殊毒苦寒多　瘀血追行痞積磨
九竅可通通血脉　瘕癥寒熱自調和
治疔疽蠱痔

蜣蜋

蜣蜋性毒味鹹寒　瘈瘲疔疽治不難
九塞痔瘡瘡口上　須臾蠱盡痔應安

蜘蛛

治鼠瘻纏綵瘡毒

蜘蛛蛇蝎毒能收　瘡贅纏綵贅即瘳
塞毒鼠瘻燒末傳　喜忘寄綴領衣頭

石龍

利便難癃結

石龍小毒味鹹寒　蜥蜴螈蠑總一般
屋壁蝘蜓名稍異　守宮癃結利便難

土鱉

破癥瘕通血閉

土鱉吾聞即䗪蟲　腹心寒熱苦恍恍

癥瘕血積堅隨破　毒喜鹹寒血閉通

螻蛄　除癰毒利便澁

螻蛄產難用隨分　潰毒除癰可作君

便澁鹹寒研酒服　更抽肉刺苦傷筋

蚯蚓　祛三蟲犬毒之傷

蚯蚓能除腎臟風　鹹寒蛇瘕去三蟲

傷寒伏熱成狂譫　犬毒傷殘糞有功

田螺　點惡瘡五痔

田螺目熱赤皆清　氣味甘寒可作羹
肉傅熱瘡津止渴　殼灰反胃也能平

蠏

治漆瘡墮落胎血

蠏鮮胸中熱結開　性鹹寒治漆瘡灾
墮胎破血須煎爪　犬血和燒致鼠來

解酲消渴理婦人血塊

蛤蜊

蛤蜊燋灰傅火瘡　解酲消渴性應涼
婦人血塊堪頻食　老癖寒兼熱可禳

斑猫

治瘡疽血積　　善治瘡疽破不瘉

斑猫水道澁還通　　死肌血積著奇功

胎墮辛寒緣有毒

水蛭

消癥潰癰通經利水

水蛭鹹寒苦毒多　　用消癥結潰癰疴

通經利水和傷折　　性畏塩灰柰若何

魚蟲部類　性熱藥味治證歌

五靈脂

治腸風心痛血暈

靈脂飛鍊味甘温　產婦何妨血暈昏

最治腸風心腹痛　衛榮攻痛更誰論

鯽魚

和脾治腸風諸惡腫

鯽魚屬土故和脾　久痢腸風食最宜

灰和醬塗諸惡腫　味甘調胃古今知

魚蟲部類　性温藥味治證歌

蜜蠟　駐顔補中除痢

蜜蠟閒除痢下膿　忘饑耐老駐顔容
甘温益氣令中補　傷絶金瘡亦可攻

蠐螬　點目盲療金瘡喉痺

蠐螬行却反身行　取汁應宜點目睛

性毒味鹹温在氣　金瘡喉痺瘰青盲

原蠶

補腎平帶消風痺

原蠶益氣味鹹温　尿血遺精補腎原

退主血風平帶痢　沙消風痺癮瘡乇

淡菜

補臟益陽消痃癖

東海夫人淡菜名　味甘温美可調羮

益陽補臟消痃癖　久痢癥堅帶漏平

烏賊魚骨　長肉生肌

烏魚腹似有玄圭　賊骨爲名色象黧

癥瘕陰瘡崩帶漏　鹹温消散目昏迷

蜈蚣　攻積聚殺三蟲

蜈蚣雖毒制諸蛇　主去三蟲殺鬼邪

性毒辛温攻積聚　墮胎經閉用多嘉

鼠婦　除咳嗽痎瘧通經

鼠婦多生土坎中　氣癃便澁月經通

痓癎寒熱除痃瘻　水道鹹温利有功

衣魚

主淋閉祛風毒

衣魚淋閉取摩臍　摩傅瘡瘢似削刲

風中塗顋斜自正　鹹温點眼淨昏迷

蝦蟇

除濕去堅癥

蝦蟇雖毒味辛甘　邪氣堅癥用最堪

疳氣惡瘡狂犬毒　性能癸濕豈虛談

魚蟲部類　性平藥味治證歌

石蜜　益氣輕身强志

石蜜甘平五臟宜　補中益氣養心脾
善除衆病和諸藥　强志輕身可不饑

桑螵蛸　利小便壯陰痿

桑上螵蛸治五淋　失精遺溺壯痿陰

小便自利猶骶刺　更喜鹹平止濁淫

祛陰蝨止漏消癥

龜甲

龜甲消瘕止漏傷　傷寒勞復合為方

鹹平痎瘧祛陰蝕　合顖頭瘡及痔瘡

破瘀血消腫

鱉甲

鱉甲鹹平治漏崩　磨癥除瘧鮮勞蒸

更消息肉消瘡腫　墮胎姙娠亦有徵

退翳明目

石決明

決明九孔始稱嘉　磨煮為方退翳遮
味却鹹平除障痛　益肝清肺補精家

白薑蠶

治驚癇喉痺諸風

白薑蠶善治諸風　滅䵟瘡瘢更去蟲
味却驚癇急喉痺　辛鹹平却夜啼童

全蝎

消風痺眼昏驚疾

全蝎消痺癮瘡也　四體弛張口眼昏
去毒甘辛治抽掣　小兒驚疾効如神

蛤蚧

治傳尸勞咳嗽血

蛤蚧雌雄尾有功　傳尸勞嗽鬼邪攻
咳血下淋通水道　鹹平微毒暖陰宮
平喘息療陰痿

海蛤

海蛤沉沙小净圓　苦平喘息欬猶痊
胸疼煩滿憎寒熱　療却陰痿壯腎田
除濕墜痰追疳

文蛤

文蛤鹹平療鼠瘻　那知崩漏湍堪收

墜痰消渴還除濕　痔疝追疳最所優

鰻魚

補腎理骨蒸勞熱

鰻魚除濕殺諸蟲　五痔瘡瘻一切風
帶下骨蒸與勞熱　味甘脚痺効何窮

白烏蛇

癧頑麻拘攣節痛

白烏蛇性頗相同　背癧頑麻與中風
筋脉拘攣肢節痛

蝟皮

開胃氣止疝疼

蝟皮五痔苦平和　五色腸膿素若何
胃逆喜甘開胃氣　腹心疼疝効殊多

祛勞療疰

水蠹

善鳴長股水中蠹　補損祛勞療疰邪
甘美人多供飣食　又聞堪治産餘嘉

人部類　性寒藥味治證歌

頭髮　利關格消瘀血

頭髮微溫小有寒　五癃關格利便難

熱瘡驚熱消於血　血痢金瘡鼻衄安

人乳　補益肢體悦顔色

人乳甘寒益體肥　悦顔點眼動光輝

那知頭垢溫淋瀝　下乳功應在指揮

人中黄　主時行熱病骨蒸

人黄寒主病時行　大熱癲狂總不驚
勞氣骨蒸須煅末　觧消諸毒破疽丁

人溺

治虛勞吐衄

人溺雖寒療折傷　頭疼温氣熱勞攘
胞衣可下能催産　吐衄堪為肺痿方

人中白

治傳尸肺痿

人中白性柰凉何　勞熱傳尸効益多
吐衄肺痿功堪大　煅灰猶抹緊唇疴

人部類

性熱藥味治證歌

齒牙

除勞蟲起痘瘡

齒牙入藥火中燃

平瘧除勞蠱毒蠲

可使痘瘡衰伏起

惡瘡癰腫和酥研

人部類　　　　性温藥味治證歌

洗裩　　治陰陽相易

洗裩汁即月經衣　主治虛勞信庶幾
更有裩襠療勞復　陰陽相易莫遲逢

尸枕　　主療疰氣逐鬼邪

尸枕令除疰氣揚　石蝤馳却即消忘

肝侵邪氣如逢鬼　仍用邪鈎逐鬼殃

人部類

天靈盖

治虛勞傳尸逐寒熱鬼疰

天靈盖骨味鹹平　尸疰傳尸逐鬼精

寒熱虛勞瘵蒸疾　由来斯骨本天生

菜部性味主治

蘿蔔　本草名菜菔味甘温無毒温中下氣消穀去痰制麪并豆腐毒止咳嗽吐血同猪羊肉鯽魚煮食更補益服地黄何首烏者食之髮白

韮菜　味辛微酸温無毒安和臟腑煖腰膝利病人可久食春食香夏食臭冬食動宿飲五月食昏人乏力不可合牛肉酒後忌食

葱　味辛無毒除肝邪能利五臟殺百藥毒觧一切魚

肉毒多食昏人乏力不可與蜜同食

蔓菁 味溫無毒消食益氣春食苗夏食葉秋食莖冬食根菜中最有益者諸物不忌

菘菜 即白菜味甘溫無毒除煩熱觧酒渴袪魚腥服甘草人勿食之令病不愈

芥菜 氣溫味辛無毒利九竅明耳目多食動風氣不可同兎肉食惡瘡同鯽魚食發水腫

莙薘菜 本草名莙菜味甘寒無毒通九竅又云食之動風

令人煩悶冷中損服忌與鱉同食

馬齒菜　味酸氣寒性滑無毒祛寒熱殺諸蟲祛目翳療諸瘡此物感陰氣而生宜合蒜食之

芫荽　味辛氣溫微毒通小腹氣拔四肢熱久服損人精神令人多忘久病食脚弱

葵菜　味甘氣寒無毒為百菜長滑利不可多食能宣導積壅祛渴熱利小便孕婦食之易產不可與鯉魚黍米同食天行病後食之失明

蒜

味辛温有毒祛除風邪殺毒氣健胃善化肉食避瘟疫瘴氣暑月最宜食之但生食久食傷肝氣損目向無顏色又傷肺傷脾引痰宜戒之

茄

味甘寒患冷人不可多食熱者少用無妨多食損人動氣發瘡及痼疾

赤根菜

本草名菠薐菜性冷微毒利五臟通腸胃北人多食肉麪食此最宜南人多食水味不宜食此多食冷大腸發腰痛令人脚弱不能行

苦苣　味冷無毒除面目黄治蛇蟲咬養蠶婦不可食之
恐壞蠶

莙薘菜　味平微毒補中下氣理脾胃袪頭風多食動氣患
肚冷人不可食之

枸杞菜　味苦寒無毒補氣益精除風明目堅筋骨勞傷久
服令人長壽合羊肉作羹合粳米作粥補虚勞尤
妙忌乳酪

茼蒿　味平無毒養脾胃消水飲多食動風氣薰心令氣

滿

萵苣

味苦冷無毒開胸膈通經絡令人齒白聰明患冷者不宜食葉中抽薹名萵筍或醃或糟曝乾令食甚佳

山藥

本草名薯蕷氣溫平無毒補虛羸長肌肉充五臟除煩熱久服輕身延年

芋

味辛平無毒寬腸胃充肌膚小兒食之滯胃氣有風氣者不宜食之

决明菜　味甘溫無毒清心明目袪頭風子角可點茶又堪
入蜜煎

甘露　味甘平無毒利五臟下氣清神

木耳　味苦寒有毒利五臟宣腸胃壅毒氣不可多食

蘑菰　味甘寒有毒動氣發病不可多食

川芎　苗味辛溫無毒主咳逆定驚風辟邪惡去三蟲四
州生者良本地點茶亦清頭目

笋　味甘微寒無毒主消渴利水道下氣除煩熱理風

熱脚氣多食動氣發冷氣冷癥蒸煮彌熟彌佳大抵笋類甚多滋味甚美人喜食之但性冷且難化不益脾胃宜少食也

香蕈　氣甘平無毒益氣不飢治風破血

天花菜　味甘平無毒益氣殺蟲

雞㙡菜　氣味甘平無毒益味清神治痔

紫菜　氣味甘寒無毒治熱氣咽喉煩塞並癭瘤脚者宜食之

石花菜　氣味甘鹹大寒無毒去上焦浮熱發下部虛寒

鹿角菜　味甘大無毒治下熱風氣骨蒸勞熱服丹石人宜食之

龍鬚菜　味甘寒無毒治癭瘤結熱

葫蘆　氣味甘平無毒利水道潤心肺

瓠子　苦者氣寒有毒主大水向目四肢浮腫令人吐甜者性冷無毒除煩止渴治濕淋蛔蟲若患脚氣虛脹冷氣人食之增病

冬瓜　味甘微寒無毒除水脹利小便祛頭面熱熱者食之佳冷者食之瘦欲輕健者食之欲肥胖者勿食之

稍瓜　味甘寒祛煩熱止渴解酒多食動氣發瘡冷中令人臍下痛

黃瓜　味甘寒有毒不可多食動瘧疾發百病生疳蟲

絲瓜　性冷解毒

扁豆　味甘微溫無毒治霍亂吐逆不止殺一切草木毒

觧酒毒觧河豚毒

花椒　味辛溫大溫無毒溫中明目除齒痛開腠理殺蟲魚蛇毒多食令人乏氣

胡椒　味辛大熱有毒去冷痰止霍亂殺一切魚肉鱉蕈等毒性燥辛辣快膈人喜食之大傷肺氣積久成病

芥末　以芥菜子研作之辛香通五臟歸鼻

茴香　味辛平無毒破一切臭氣開胃行氣止嘔吐霍亂

穀部性味主治

粳米　味甘苦無毒主益氣止洩痢壯筋骨通血脉和五臟益胃氣其功莫及新乍食亦動風氣病人宜服陳者服蒼耳人食之心痛

粟米　味鹹微寒無毒主養腎氣去脾胃熱陳者味苦主胃熱止痢解小麥毒不可與杏仁同食令人吐瀉

糯米　味苦甘溫無毒溫中堅大便久食身軟多睡發風動氣

黄米　味甘温無毒益氣補中多熱又云有小毒不可久食昬五臟亦不可與白酒葵菜同食

稷米　味甘無毒益氣補不足解瓠子毒以其早熟又香可愛應以供祭

倉米　味鹹酸温無毒下氣除煩調胃止瀉然平食反令人自利

稻米　味甘軟其氣甜香可愛開胃益中滑澁補精

小麥　味甘微寒無毒除熱止渴利小便養肝氣秋種冬

長春秀夏實具四時之氣為五穀之首作麪厚腸胃強力氣但性壅熱少動風氣耳

麪觔　以麪洗去皮為之惟與麪相類但難化耳

大麥　味鹹甘温微寒無毒止渴除熱益氣調中久食甚益人頭髮不白

蕎麥　味甘平寒無毒實腸胃益氣久食動風令人頭眩合猪肉食令人患熱風脫人眉鬚

黑大豆　味甘平無毒炒食去水腫消穀止腹脹忌食猪肉

白荳　性平無毒補五臟益中暖腸胃作醬作腐極佳

赤小荳　味甘酸平無毒下水消熱毒排膿止血痢久食虛人令枯瘦解小麥毒和鯉魚煮治脚氣水腫不可同魚鮓食

菉荳　味甘寒無毒治消渴和五臟解食物諸藥毒為粉盪皮能解酒毒水調服之

豌荳　味甘平無毒調順榮衛益中平氣又云發氣疾

蚕荳　味甘溫氣微辛快胃利五臟或點茶或炒食俱佳

芝蔴　味甘氣寒無毒治虚勞滑腸胃通血脉去頭風乳

母食之小兒不生熱病

果部性味主治

藕　味甘平寒無毒主渴生肌止洩觧酒開胃止怒久

食心歡産後忌生冷惟藕不忌以其破血也蒸煮

熟則開胃補五臟實下焦與蜜同食令臟腑肥不

生蟲

蓮子　味甘平寒無毒補中安神養氣力除百病止渴止

痢多食令人喜生者動氣脹人熟者良並宜去心

棗

生者味辛甘平無毒多食令人寒熱腹脹滑腸難化羸瘦人尤不可食熟者味甘温無毒主安中補虛益氣養脾助十二經平胃氣補津液書一云食多動風動嗽不可同生葱食中滿者與牙痛者俱不可食小兒多食生疳損齒

栗

味鹹氣温無毒主益氣厚腸胃補腎氣腰脚無力生則發氣熟則滯氣或日暴乾或灰火中煨令汗

出或以潤沙藏之或袋盛當風懸之並令去其木氣食之良小兒不宜多食難化患風水病者不宜食以其味鹹也戒之

葡萄

味甘平無毒益氣力令人肥健耐寒利小便不可多食西北人禀厚食之無恙東南人食多則病熱也

柹

味甘氣寒無毒屬陰主通耳鼻氣潤心肺止渴澁腸烏柹火熏捻作餅者温止痢及潤聲喉殺蟲新

紅柿止口渴壓胃熱飲酒人食之心痛同蟹食即腹痛大洩

桃

味甘酸熱微毒益色辟邪多食令人有熱服蒼朮白朮忌食不可與鱉同食

杏

味甘酸熱有毒多食傷筋骨傷神盲目小兒尤不可食

杏仁

味甘苦氣溫有小毒下氣定喘散肺經風寒消心下急滿

石榴　味甘酸無毒多食損人肺令齒黑性滯戀膈成痰

梨　味甘微酸氣寒無毒除客熱止心煩多食令人寒中金瘡乳婦尤不可食惟病酒煩渴人食之佳

李子　味苦酸平温無毒調中益氣不可多食令人虛熱不可與蜜及雀肉食損五臟

核桃　味甘平氣温無毒潤肌黑髮補下元多食發風生痰助腎火食酸物齒齼者食之即解

楊梅　味酸温無毒去痰止嘔消食下酒和五臟除煩憒

惡氣甚能止痢多食令人發熱亦能損齒及筋骨也

橄欖　味酸澁甘温無毒消酒開胃解魚毒澁而回味醉飽宜之然性熱多食能致上壅欖仁去唇吻燥痛蜜漬食佳

西瓜　味淡甘寒壓煩熱消暑毒多食作洩痢與油物同食損胃

榧子　味甘無毒主五痔去三蟲助筋骨行營衛有患寸

白蟲者化蟲爲水痔病人常食之則愈過多也能滑腸

雞頭子

味甘平無毒治腰脊脚痛開胃助氣小兒食之不長蒸暴作粉食良生食動風氣

櫻桃

味甘温微毒調中益脾多食發虚熱令人吐小兒食之過多無不作熱舊有嗽喘者尤不宜食

菱角

味甘平無毒補五臟不飢多食令臟腑冷損陽氣不益脾且難化有食致脹滿者用薑酒一二盃解

之不可合白蜜食生蟲

荔枝　味甘微溫酸無毒主煩渴美顏色極甘美益人食
之不厭然太多亦發虛熱飲蜜漿一盃即解

圓眼　味甘平無毒主五臟邪氣安志生食不及荔枝故
曰荔奴

松子　味甘溫無毒主虛羸少氣補不足

榛子　味甘平無毒益氣力實腸胃調中不飢健行甚驗

黄精　味甘平無毒補中益氣除風濕益脾潤肺九蒸九

暴食之

橙丁　味苦辛温醒宿酒止恶心殺蟲魚毒

橘子　味辛苦温無毒除痰導滯止嘔欬吐逆多服亦能
損氣

柑子　味甘大寒主利腸胃毒熱止暴渴多食令人脾冷
發酒癖

山裏紅果　味酸無毒健脾消食去積行結氣小兒更宜食之

甘蔗　味甘平無毒下氣和中助脾氣利大腸

椰子肉 益氣治風漿似酒飲之不醉解渴殼爲酒器酒有毒則沸起今人用漆或廂失其義矣

茨菰 味甘鮮百毒多食令人患脚氣損齒卒食之令人嘔水

桑椹 味甘寒主消渴暴乾合蜜食之令人聰明不可與小兒食

銀杏 即白果味甘苦平無毒去風化痰不可與鰻魚同食令人軟小兒食之發驚

無花果　味甘開胃止瀉痢

頻波　味甘平無毒安五臟益脾胃

蜜　味甘平無毒除衆疾和百藥養脾氣明耳目賑之

忌葱及萵苣菜

沙糖　味甘寒無毒主心肺大腸熱和中助脾多食損齒

發疳心痛生蟲小兒尤忌同鯽魚食生疳蟲同笋

食笋不化成癥同葵菜食生流澼

魚蟲部性味主治

鱘魚　味甘平益氣補虚肥健人其子肥美殺腹内小蟲

鱸魚　味平補五臟益筋骨和腸胃安胎治水氣食之作鲊尤良暴乾甚香美雖有小毒不致發病一云發痃癖及瘡腫不可與乳酪同食中其毒以蘆根汁解之

河魨魚　味甘温有大毒主補虚理腰脚痔疾殺毒其味極美肝尤毒然修治不法食之殺人橄欖蘆根糞水解之

石首魚　味甘無毒開胃益氣乾者為鯗魚消宿食消瓜成水

鮎魚

味甘有毒主腫利小便忌牛肝鮀魚似鮎美且益人下膀胱水動痼疾不可與野猪野雉同食赤目赤鬚無腮者不可食二魚寒而有毒非嘉物也

鰻鱺魚

味甘微毒主五痔瘡瘻腰背濕風痺常如水洗及濕脚氣一切風瘙如蟲行者殺諸蟲癆瘵人食之殺蟲昔有女子患傳屍勞其家以之活釘棺中棄之江流以絶此病流至金山有人引岍開視之女人尤活因取置漁舍多得鰻鱺食之病愈後為漁人妻

鱓魚　味甘大温無毒主補中益氣血除腹中冷氣腹鳴
服若過多令霍亂時行病起食之再發

烏賊魚　味鹹平主益氣強志通月經其骨名海螵蛸治金
瘡俗名八帶魚

團魚　味甘補陰調中益氣婦人帶下羸瘦然性冷久食
損人妊娠不可食忌莧菜又頭足下縮獨目目陷
腹下紅及有卜字五字王字等形者俱有大毒不
可食誤中者以黄芪吴藍煎湯解之

魚鮓

諸魚所作之鮓不益脾胃皆發疥鯉魚鮓忌青豆赤豆鱠魚鮓忌胡荽羊肉鮓中有鰕者蜜瓶盛者不可食

魚膾

乃諸魚所作之膾味甘温補去冷氣濕痺除喉中氣結心下酸水腹中伏梁冷痃結癖疝氣補腰脚起陽道鯽魚膾主腸澼水穀不調下利小兒大人丹毒風痃鯉魚膾主冷氣塊結在心腹並宜蒜虀食之以菰菜為羹謂之金羹玉膾開胃口利大小

腸以蔓菁煮去腥凡物腦能消毒所以食膾必魚頭羹也近夜食不消馬鞭草汁能消之飲水令成蟲病起食之令胃弱不宜同乳酪食令霍亂又云不可同蒜食凡中魚毒以生蘆根馬鞭草取汁大豆陳皮大黄煮汁並解之

蚶子

味甘温無毒主心腹冷氣腰脊冷風利五臟益氣血温中起陽消食健脾令人能食

蛤蜊

性冷無毒止渴開胃解酒毒婦人血塊煮食之良

此物雖冷然與丹石相反食之令腹結痛

螺螄

氣大寒無毒止渴解酒除腹中結熱

螃蠏

味甘寒有毒一云涼主胸中熱解結散血愈漆瘡乃食品之佳味最宜人須是八月一日蠏喫稻芒後方可食霜後更佳已前食之有毒

淡菜

味溫無毒補五臟虛損理腰脚氣益陽事產後血結冷痛崩中帶下男子久痢並宜食之煮以五味更妙雖形狀不典而甚益人

鰕　味平主五野雞病動風發疥小兒食之令脚屈不能行

田雞　本草名哇味甘寒無毒主小兒赤氣肌瘡臍傷止痛氣不足取以五味醃炙酒食之良

禽部性味主治

鵞肉　利五臟解煩止渴性冷不可多食令人霍亂發痼疾白者良蒼者有毒發瘡膿卵温補中益氣補五臟多食發痼疾

鴨肉

補虛除熱和臟腑利水道止驚癎解丹毒黄雌鴨最補綠頭青鴨佳黑鴨滑中發冷痢脚氣卵微寒主心膈熱發氣並冷疾小兒食之脚軟塩醃之稍可肉與卵並不可同鱉肉食害人又鴨不可與木耳胡桃豆豉同食

野鴨

涼無毒補中益氣助力大益病人消食殺十二種蟲多年小熱瘡食之即瘥

雞

補虛羸最要屬巽巽為風故有風病人食之無不

發作鷄子主除熱火瘡不可多食多食動風氣有毒以醋解之抱鷄之肉不可食發疽鷄具五色者勿食與烏鷄白頭者又不可與蒜薤芥李子牛肉汁同食各致病小兒五歲以下不可與鷄肉食生蟲姙娠食亦令子腹內生蟲

鴿子肉

暖無毒調精益氣解一切藥毒食之益人若服藥人食之減藥力無効白色者佳

鵪鶉肉

味甘温補五臟益中續氣實筋骨耐寒温消結熱

小豆和生薑煮食之止洩痢酥煎令人下焦肥與猪肉同食令人生小黑子和菌子食發痔小兒患疳及下痢五色旦 食之有効

野鷄

味酸微寒無毒補中益氣止洩痢九月十一月食之有補餘月有小毒發五痔疥瘡又不可與胡椒木耳菌蕈同食發痔疾立下血

鐵脚

性大温無毒益精髓煖腰膝令人有子冬月者良
卵功同

烏鴉　性平無毒治瘦咳嗽骨蒸勞

天鵞　味甘平無毒性冷醃炙佳

獸部性味主治

鹿肉　性温補中益氣能強五臟調和血脉蓋鹿之一身皆能益人此野中第一品也或脯之或煮之或蒸之俱和酒食之更良

牛肉　性平温無毒補虚損益腰脚強筋骨壯健人亦發藥動病牛肝及百葉主熱氣水氣解酒勞牛肝補

五臟牛腰子補腎水瘖病後不可食又不可與黍
米韭薤同食

羊肉　味甘大熱無毒開胃補中益氣肥健人熱病不宜
食冷病宜食羊肝能明目

狗肉　味鹹酸溫補絶傷厚腸胃實下焦煖腰膝陰虛發
熱人與妊娠勿食不可炙食致消渴又不可與蒜
同食頓損人

猪肉　味苦微寒主閉血脉弱筋骨發痰瘖病金瘡勿食

不可同牛肉煮食生寸白蟲同蕎麥食患熱風脫鬚眉猪肚微溫主骨蒸勞熱猪肺微寒能補肺不可同白花菜食滯氣猪肝溫主脚氣冷瀉不可同魚子食猪腰子冷理腎氣通利膀胱

獐子肉

味甘無毒補益五臟八月至十一月食之甚美餘月食之動氣人瘦及患惡瘡者服之發痼疾麤豪人宜食之減其性膽小人食之愈怯與鴿同食成癥

兎肉　味辛平無毒主熱氣濕痹治消渴久食弱陽損元氣與薑同食令心痛姙娠不可食生子缺唇

驢肉　凉無毒主風狂憂愁不樂一云食之動風

虎肉　味酸平主惡心欲嘔益氣力治瘧食之入山虎畏之辟三十六種精魅

熊肉　味甘寒微温無毒主筋骨不仁腹中積聚有痼疾者食之終身不能除熊膽春在首夏在腹秋在左足冬在右足久痔不瘥者加冰片塗之神効此獸

飢則自舐其掌故其美在掌冬食之可禦風寒

中生金毒　以百藥子煎湯解之

中生銀毒　以葱汁解之

中銅毒　以核桃肉解之

中鐵毒　以磁石末解之

中錫毒　以杏仁汁解之

中水銀毒　以炭末煎汁解之

中輕粉毒　以黑鉛壺浸酒飲之即解

中砒霜毒　以糞清汁解之

中礜石毒　以白鵞膏解之
中硇砂毒　以浮萍汁解之
中硫黄毒　以鐵漿解之
中雄黄毒　以防已煎汁解之
中硃砂毒　以藍青汁解
中鍾乳毒　以雞子清解
中石炭毒　飲冷水即解
中鈎吻毒　薺苨汁解

中射罔毒　蚯蚓糞解

烏頭附子天雄毒　防風汁解　陳壁土泡湯服

鼠莽毒　紫河車磨水服

羊躑躅毒　梔子汁解

狼毒　白斂汁解

防葵毒　葵根汁解

莨菪毒　升麻汁解

懞汗毒　冷水解

山芋毒　地漿解
大戟毒　菖蒲汁解
苦瓠毒　黍穰汁解
甘遂毒　黑豆汁解
芫花毒　桂汁解
仙茅毒　大黄解
藜蘆毒　葱汁解
瓜蒂毒　麝香解

巴豆毒　黄連汁解

桔梗毒　白粥解

桂毒　葱汁解

半夏南星毒　生薑汁解

川椒毒　豉汁解

焼酒毒　緑豆粉解

豆粉毒　杏仁解

麪毒　蘿蔔解

萵苣毒　薑汁解

水芹毒　杏仁同乳餅粳米煮粥食

野菌毒　麻油煎甘草服

蟲魚毒　橄欖　蘆根　馬鞭草俱可解

河豚毒　荻芽　蘆花　五倍子同白礬水服

鱓魚毒　食蟹即解

蟹毒　紫蘇汁解　蟹柿相反令吐血服蘆根汁

無鱗魚黃鱨魚　反荆芥服地漿可解

鼈魚毒　胡椒解

馬刀毒　飲新汲水

蝦毒　炙食鵁鶄

斑猫芫青地膽樗雞毒　玉簪花根解

禽獸毒　諸肉菜大毒不可入口者飲白兎霍即解

桐油毒　服乾柹解

漆毒　蟹黄解

諸鳥肉毒　狸頭骨灰水服

雉毒　犀角汁並解一切肉食魚菜果蕈諸毒

雞子毒　米醋解

鵝毒　葛粉水服

六畜肉毒　烏桕葉汁凡食牛馬肉生疔者服二碗利去

牛肉毒　狼牙燒服

牛肝毒　人乳汁和豉汁服

馬肝毒　猪骨灰水服

猪肝毒　猪脂頓服五升

犬肉毒　　杏仁解

肉脯毒　　韭汁解

甘草　　安和七十二種石一千二百種草解百藥毒

芝蔴油　　犀角汁　黑豆　綠豆　大青　蚤休　俱解百毒

紫金錠　　解一切藥毒　飲食毒　塗一切腫毒

佩之去邪辟惡殺蟲

傷寒家秘六書　本草纂要

傷寒家秘六書　本草纂要

本書乃明陶華《傷寒家秘六書》（節抄）與明鄭一先《本草纂要》合抄本。今考《本草纂要》乃明方穀原著，後經鄭一先增删改編。以上二書均爲明晚期抄本。

形制

索書號一四三〇四八。存一册，不分卷。書高二十三點五釐米，寬十五釐米。《傷寒家秘六書》每半葉九行，行二十六字；《本草纂要》每半葉十行，行二十八字。無邊框行格。楷書精抄，有朱筆圈點。

棉紙封面，邊角殘破。左上手寫書名『節庵傷寒附本草纂要』，右下書抄者名『象亭』。卷首題書名爲『傷寒家秘六書』，下署『餘杭節庵陶華撰』。右下角『謝岐庵録』四字明顯係後來加粗，其中『謝』字非原抄字體。比對此後『秘用三十七方就注三十七槌法』所題抄者『汪岐庵録』，則此『謝』字當爲後改之字。抄者當爲『汪岐庵』。首葉有四方印記。其中右上有葫蘆形朱印『法變存乎人』，右下三方陽文朱印：『有麟』『金華朱顔珍藏』『北京圖書館藏』。第九葉右上有一陰文朱印閑章『翠竹蒼松樂烟霞泉石幽』，右下陽文朱印『有麟』。『本草纂要』卷首右下有兩方朱印：陽文『又麟』，陰文『汪鳳』。全書末有一方陽文朱印『北京圖書館藏』。該抄本『玄』『虗』等均不避清諱。

内容提要

該書爲《傷寒家秘六書》與《本草纂要》合抄本。以下分述之。

《傷寒家秘六書》即明陶華《傷寒六書》。原書係撰成於明正統十年（一四四五），含子書六種。陶華（一三六九至一四六三）字尚文，號節庵。餘杭（今屬浙江）人，爲明代著名傷寒大家。其所著《傷寒六書》爲傷寒普及書，通俗易懂，甚切實用，故流傳甚廣。該抄本《傷寒家秘六書》節抄了原書中兩種子書的部分章節。子書之一爲《傷寒一提金》。原有文四篇，此抄本節取其中兩篇。其一爲『一提金啓蒙』，該篇中陶華對傷寒辨證、脉診、治法等予以提綱挈領的啓蒙解説。其二爲『一提金六經證治捷法』，該篇分六經依次介紹見證法、辨證法、診脉法、用藥法。子書之二爲《殺車槌法》。原有文五篇，此抄本節取最後的一篇，該篇羅列了三十七個傷寒常用藥方，每方述其主治、方組、煎服方法。以上爲陶華《傷寒六書》中最爲基礎、實用的部分内容，故抄者將其工筆節抄。

《本草纂要》署名爲『祁邑鄭一先先生秘傳』。鄭一先，祁邑（今安徽祁門）人，生活時代不明。其書與明方穀所纂本草書同名。將此二書比較，可知鄭氏之書乃以方氏書爲基礎，再加增删而成。故該書的正確著録法應該是明方穀原撰，鄭一先增删改纂。

原作者方穀（一五〇八[一]至？），字龍潭，徽州[二]（今屬安徽）人，後爲錢塘（今浙江杭州）醫官，故其書署名前或冠以『錢塘醫士』『錢塘醫官』。方氏之醫，得其父、祖之心傳，博覽衆書，『以百十餘味君臣佐使之藥，合諸家治病之用法，足以痊百病，愈百疾，故纂之於首，名之曰《本草纂要》』，書成於明嘉靖四十四年（一五六五）。原書十二卷，收藥一百七十九味，分作十部。其書卷前有『明經法製論』（列舉衆多調治大法）、『用藥權宜論』（論用藥配伍活法、藥物炮製理論等）。正文依《證類本草》分類法，共收藥一百九十四味，每藥統而述之，歸納其性味、良毒、歸經、主要功效等，内有辨證用藥、藥物配伍等切身經驗，爲簡明實用之臨床藥書。

題爲鄭一先秘傳之《本草纂要》，書前之總論除『明經法製論』『用藥權宜論』之外，增附『製藥總釋』（炮製理論總括）、『用藥寒温合宜』（常見藥物簡易配伍之大端）兩篇，亦多精論。此書各論（總名『選集便用藥性』）不分部類，從方氏《本草纂要》中摘取一百二十味藥，排列先後亦大致依從原書，略加調整。原書人部藥，以及部分果、穀、菜、金石、禽、獸、蟲魚藥被删除，因此全書藥物更貼合臨床使用。每藥之前大部分内容均因襲方氏之書，但在其尾則增加藥物的七情反惡畏忌、常用配伍及炮製法等，其文字多取自《本草蒙筌》及其以前的本草書，未見采納《本草綱目》的藥物及内容。故鄭氏之書，亦當成書於《本草綱目》之前。

該抄本『玄』『虚』等均不避清諱，結合内容及紙張等，似當爲明晚期抄本。抄者『汪岐庵』，時代生平不詳。

著録及傳承

明陶華《傷寒六書》見於明代《萬卷堂書目》《醫藏書目》及《明史·藝文志》等書志記載，刻本、抄本及各種改編本甚多。鄭一先《本草纂要》未見明清書志記載，其書僅有此抄本傳世，且與《傷寒家秘六書》合抄，故罕爲人知。《中國中醫古籍總目》首次將國家圖書館所藏此書作爲單行之書著録：『本草纂要/（清）鄭一先，清謝岐庵抄本。』且將其成書年附繫於一九一〇年。據本條考證，此當爲明人之作，明晚期抄本，抄者『汪岐庵』（『汪』，該抄本或改爲『謝』）。

〔一〕〔清〕周京《醫林繩墨》序：『其著是書也，乃在萬曆之甲申，有引，自號爲「七十有七老人仁和醫官方穀」。』（轉引自〔日〕丹波元胤著，郭秀梅、岡田研吉整理：《醫籍考》，北京：學苑出版社，二〇〇七年，第四七二頁），萬曆甲申即一五八四年，據此推算，方穀當生於一五〇八年。

〔二〕見〔明〕倪朱謨：《本草彙言》卷首『師資姓氏』載：『方龍潭（穀，徽州）。』

節菴傷
附本草纂要
象亭

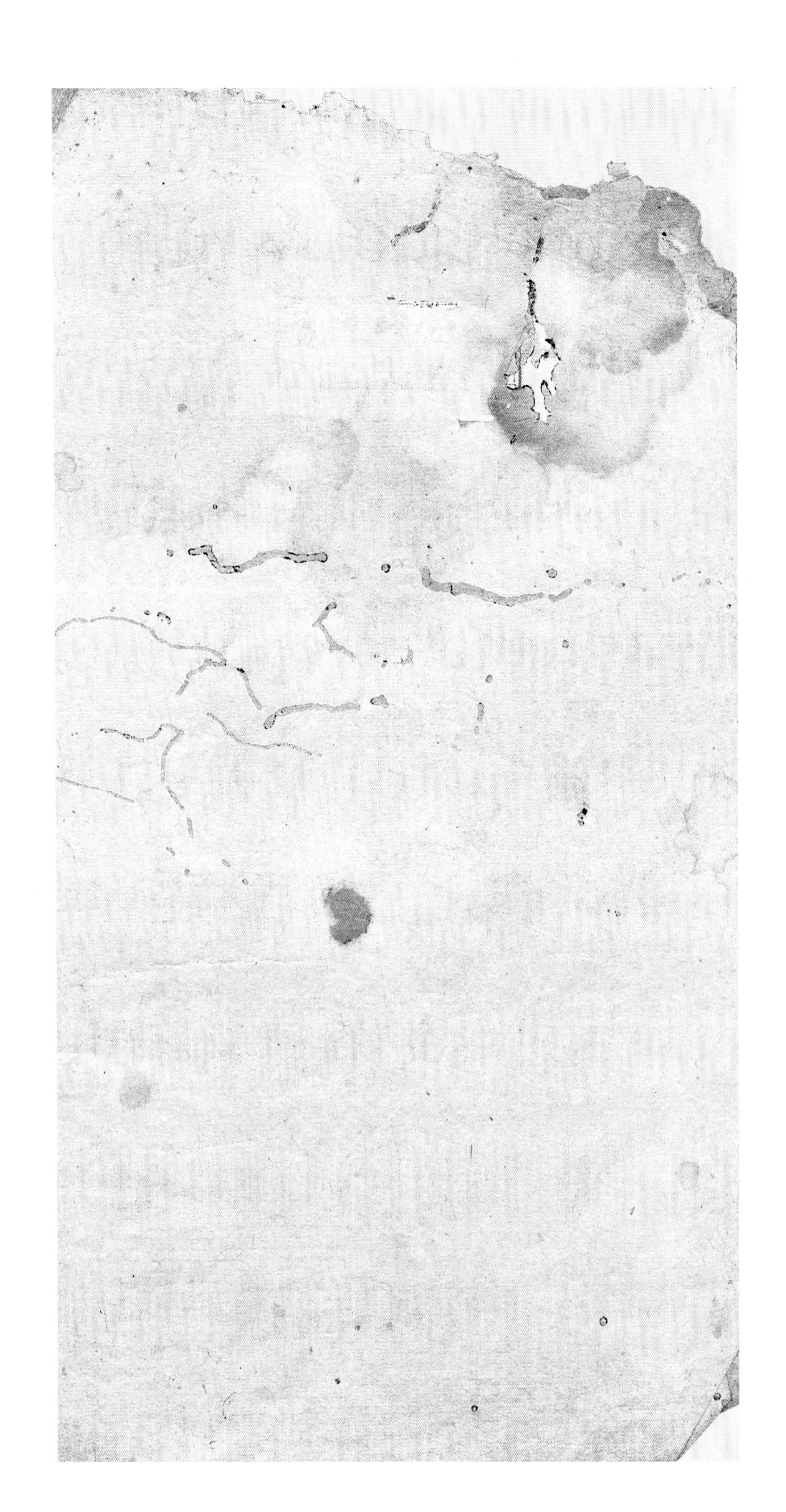

傷寒家秘六書

餘杭節菴陶華撰

謝岐菴錄

一提金啟蒙

余謂初學之醫先熟藥性次明經絡再識病名然後講解脉理以証其所生病証脉相同藥無不應病経云發熱悪寒頭痛項腰脊強則知病在太陽経也身熱目痛鼻乾不得眠則知病在陽明経也胸脇痛耳聾口苦舌乾往來寒熱而嘔則知病在少陽経也腹滿咽乾手足自温或自利不渴或腹滿時痛則知病在太陰経也引衣踡卧悪寒或舌乾口燥則知病在少陰経也煩滿囊縮則知病在厥陰経也

渟热自汗譫語發渴不惡寒反惡热揭去衣被揚手擲足或發斑黄狂亂五六日不大便則知病在正[陽]明胃府病也設若脉証不明誤用麻黄令人汗多亡陽誤用承氣令人大便不禁誤用姜附令人失血發狂正為寒凉耗其胃氣辛热損其汗液燥热助其邪热庸醫殺人莫此為甚傷寒之邪實無定體或入陽経氣分則太陽為首其脉必浮軽手便得或入陰経血分則少陰為先其脉必沉重手方得浮而有力無力是知表之虚實沉而有力無力是知裡之寒热中而有力無力是知表裡緩急脉有浮沉虚實証乃傳變不常治之之法先分表裡寒热陰陽虚實標本先病為本次病為標先以治其急者此為

上工問証以知其外察脉以知其内全在活法二字不可拘於日数但見太陽証在直攻太陽但見少陰証在直攻少陰但見真寒直救真寒但見三証具復作互張不必悉具當知何處治此為活法若同而異者明之似是而非者辨之在表者汗之散之在裡者下之利之在上者因而越之下陷者升而舉之從乎中者和解之直中陰経者温補之若觧表不開不可攻裡日数雖多但有表証而脉浮者尚宜發散此事不明攻之為逆経云一逆尚引日再逆促命期若表証觧而裡証具者不可攻表日数雖少但有裡熱証而脉沉實者急當下之此事不明禍如反掌経云邪熱未除復加燥熱抱薪積火矣如直

中陰経真寒証然無熱悪寒不渇急宜温補切禁寒涼此事不明殺人甚速経云非徒無益而反害之陰証似陽者温之陽証似陰者下之陽毒者分軽重下之陰毒者分緩急温之陽狂者下之陰厥者温之湿熱發黄者利之下之血証發黄者清之下之發斑者清之下之譫語者下之温之痞満者消之瀉之結胸者解之下之太陽証似少陰者温之少陰証似太陽者汗之衄血者解之止之發喘者汗之下之咳嗽者利之解之正傷寒者大汗之大下之感冒暴寒者微汗之微下之労力感寒者温散之温極病者微解之大下之此経常之大法也有病一経以用熱薬而反用寒薬如少陰証用白虎湯四逆散

寒藥者少陰証用四逆湯真武湯热藥者庸醫狐疑詎能措手哉。嗚呼能察傷寒之症名而得傷寒之方脉如此親切乃為良醫是知寒藥治少陰乃傳経热証也是知热藥治少陰乃直中陰経之寒症也辯名定経明脉識症驗証用藥真知在表而汗真知在裡而下真知直中陰経而温如此而汗如彼而下又如彼而温辛热之劑投之不差寒涼之藥用之必當病奚逃乎須分軽重緩急老少虚實之病新發婦人胎産室女経水大凡有胎産而傷寒者不與男子傷寒同治法無胎産者治相同婦女経水適斷適来寒热似瘧者即是热入血室但當和解表裡久病者過経不解壞証也新發者始病也老者血氣衰少者血氣壯緩者病之輕急者病之重寒藥熱服熱藥涼服其中和之劑温而服之濈汗分為四証要知邪正盛衰難傷寒四証照常法例治之雖云發蒙是登仲景之階梯也

一提金六経証治捷法

太陽経見証法

頭項痛腰脊強發熱悪寒悪心是足太陽膀胱経受証假如先起悪寒者本病已後發熱者標病若有一毫頭痛悪寒身熱不拘日數多少便宜發散自然熱退身涼有何変証

辨証法

表虛自汗者爲風傷衛氣宜實表

表實無汗者爲寒傷榮血宜發表

診脉法

脉浮緊有力爲傷寒

脉浮緩無力爲傷風

用藥法

冬月正傷寒用升陽發表湯即加減麻黄湯

冬月傷風用踈邪實表湯即加減桂枝湯

春秋無汗用羌活冲和湯發表有汗用加減冲和湯寔表

夏月無汗用神朮湯有汗用前加減冲和湯

陽明經見証法

目痛鼻乾不眠微惡寒是足陽明胃經受証假如先起目痛惡寒身熱者陽明經本病已後潮熱自汗譫語發渴大便寔者正陽胃府標病本宜解肌標宜急下看消息用之

辨証法

目痛鼻乾微惡寒身熱病在經

潮熱自汗譫語發渴便寔不惡寒病在府

診脉法

脉見微洪為経病

脉見沉数為府病

用藥法

微悪寒自然目眶痛鼻乾不得眠者用柴葛解肌湯即加減葛根解肌湯渴而有汗不解者如神白虎湯即加減白虎湯

朝熱自汗譫語發渴揭去衣被揚手擲足斑黄狂亂不悪寒反怕熱大便實者輕則大柴胡湯重則三承氣選用俱在秘方六乙順氣湯内加減治之

少陽経見証法、

耳聾脇痛寒熱嘔而口苦是足少陽膽経受証假如先起悪寒身熱耳聾脇痛者本病已後嘔而舌乾口苦者標病縁膽無出無入病在半表裏之間正宜小柴胡一湯加減和解表裏治之再無別湯本方自有加減法此經有三禁不可汗下吐也若治之得法有何壊証常須識此宜當審焉

辨証法

耳聾脇痛寒熱嘔而口苦舌乾是属半表半裏証不從標本從乎中治

診脉法

脉見弦数本経証

用薬法

耳聾脇痛寒熱嘔而口苦舌乾者用柴胡双解飲即加減小柴胡湯

太陰経見証法

腹満自利津不到咽手足温者是足太陰脾経受証假如先起腹満者本病已後身目黄標病内有寒熱所分不可混治臨病之際用任得宜

辨証法

腹満咽乾発黄者属府熱

自利不渴或嘔吐者屬臟寒

診脉法

脉見沉遲有力宜當下

脉見沉而無力宜當温

用藥法

腹滿咽乾手足温腹痛者桂枝大黄湯即加減桂枝湯身目黄者茵陳大黄湯即加減茵陳湯

自利不渴或嘔吐者加味理中飲即加減理中湯重則回陽救急湯即加減四逆湯

少陰経見証法

舌乾口燥是足少陰腎経受証假如先起舌乾口燥者本病已後譫語大便實者標病至陰経則难拘定法或可温而或可下因分宜中者寒証傳経者熱証是其發前人之所未發也

辨証法

大要口燥舌乾渇而譫語大便實者知其熱須詳嘔吐瀉利不渇哉悪寒復痛者别其寒

診脉法

脉見沉實有力宜當下　脉見沉遲無力宜温

用藥法

口燥咽乾渴而譫語大便實或遶臍硬痛或下利純清水心下硬痛都俱是邪熱燥屎使然急用六乙順氣湯分輕重下之即承氣湯有加減法

無熱悪寒厥冷倦卧不得或腹痛嘔吐瀉利沉重或陰毒手指甲唇青嘔逆絞痛身如被杖面如刀刮戰慄者俱是寒邪中表使然急用回陽救急湯温之即四逆湯有加減法

厥陰經見証法

煩

厥滿囊拳者是足厥陰肝經受証假如先起消渴煩滿者本病已後

舌卷囊縮者標病亦有寒熱兩端不可槩作熱治

辨證法

煩滿囊卷消渴者屬熱　口吐涎沫不渴厥冷者屬寒

似瘧不嘔清便必自愈

診脉法

脉沉實者宜當下　脉沉遲者宜當温　脉浮緩者病自愈

用藥法

消渴煩滿舌卷囊縮大便實手足乍冷乍温者急用六乙順氣湯下之即承氣湯有加減法

口沫吐涎或四肢厥冷不温過乎肘膝不渴小腹絞痛嘔逆者急用
茱萸四逆湯温之即回陽救急湯自有加減法

秘用三十七方就証三十七槌法

餘杭節菴陶華撰　汪岐菴錄

升麻發表湯　即麻黄湯自有加減法

治冬月正傷寒頭痛發熱惡寒脊強脉浮緊無汗爲表証此足太陽膀胱經受邪當發汗以頭如斧劈身如火熾者宜用此湯

麻黄　桂枝　甘草　杏仁　升麻　川芎　防風　白芷　羌活

本經發熱惡寒頭痛無汗而喘者本方加干葛去升麻

本經發熱惡寒身體痛者本方加蒼朮芎藥去杏仁

本經惡寒發熱身痒面赤者以其不得小汗出故也本方去白芷

升麻杏仁加柴胡芍藥

本經頭痛發熱惡寒忽然飽悶者本方加只壳桔梗

本経感寒深重服湯不作汗者宜再服至二三劑而汗不出者死

本経汗後不解者宜再服量証軽重用麻黄升麻分多寡為當

水二中姜三片葱白二茎槌法加江西豆豉一撮煎之熱服取

汗如神宜厚被覆首凡中病即止不得多服則反加別病矣

踈邪實表湯　　即桂枝湯自有加减法

治冬月正傷風頭痛發熱惡寒脊強脉浮緩自汗為表証此足太

陽膀胱經受邪當實表散邪無汗者不可服

桂枝　芍藥　甘草　防風　川芎　羌活　白朮

如汗不止加黃芪　喘加柴胡杏仁

胸中飽悶加只殼桔梗

水二中姜三片棗二枚槌法加膠飴二匙煎之溫服

以代桂枝麻黃青龍各半等湯此太陽經之神藥也

羌活沖和湯

治春夏秋非時感冒暴寒頭痛發熱惡寒脊強無汗脉浮緊此足太陽膀胱經受邪是表証宜發散不與冬時正傷寒同治法此湯非獨治三時暴寒春可治溫夏可治熱秋可治濕雜症亦有

神効秘之不與庸俗知此奇妙耳本方自有加減法備開后

羌活　防風各錢　蒼朮錢五分　黃芩　白芷　甘草　生地各錢　細辛

多[illegible]可　川芎錢

如胸中飽悶加只壳桔梗去生地黃

夏月本方加石羔知母名神朮湯如服此湯後不作汗本方加蘇

葉[illegible]而惡寒身熱本方加杏仁生地汗後不解宜再服汗下兼

行加大黃釜底抽薪之法

其春夏秋感冒非時傷風亦有頭疼惡寒身熱脉浮緩自汗宜實

表本方去蒼朮加白朮汗不止加黃芪即加減沖和湯再不止

以小柴胡加桂枝芍藥一錢有神

水二中姜二片枣二枚煎至中半槌法加葱白搗汁五匙入藥再煎一二沸如發汗用熱服止汗用温服

柴葛解肌湯　即葛根湯本湯自有加減法

治足陽明胃経受証目痛鼻乾不眠微頭疼眼眶痛脉来微洪宜解肌属陽明経病其正陽明府病别有治法

柴胡　干葛　甘草　黄芩　芍藥　羌活　白芷　桔梗

本経無汗悪寒甚者去黄芩加麻黄冬月宜加春宜少夏秋去之加蘇葉

本経有汗而渇者治法開在如神白虎湯下

水二中姜三片枣二枚槌法加石羔末一錢煎之热服

即小柴胡湯本方自有加減法

柴胡雙解飲

治足少陽胆経受証耳聾脇痛寒热嘔而口苦脉来弦數屬半表

半裏宜和解此経胆無出入有三禁不可汗下吐也止有小柴

胡一湯随病加减再無别湯

柴胡　黄芩　半夏　甘草　人参　陳皮　芍藥

本経証小便不利加茯苓

本経嘔者入姜汁竹茹　脇痛加青皮　痰多加瓜蔞仁貝母実

熱往来似瘧者加桂枝渴者去半夏加天花粉知母　蓋燥無津液加石羔去半夏嗽者加五味金沸草　壞証加鱉甲

本経証心下飽悶未経下者非結胸乃表邪傳至胸中未入乎府証雖滿悶尚為在表只消小柴胡加只桔未效就以本方對小陷胸加只桔一服豁然其妙如神秘之不與俗人言之耳虛煩類傷寒証本方加竹葉炒粳米

本経無陽明合病本方加葛根芍藥如拾芥耳

婦人熱入血室加當歸紅花　老婦人傷寒無表証其熱勝者本方加大黃硝

男子熱入血室加生地

水二中姜一片枣二枚槌法入生艾汁三匙煎之温服

桂枝大黄湯　即桂枝湯内加大黄本方自有加減法

治足太陰脾経受証腹満而痛咽乾而渇手足温脉来沉而有力

此因邪热從陽経傳入陰経也

桂枝　芍藥　甘草　大黄　只實　柴胡

本経腹満不悪寒而喘者加腹皮去甘草

水二中姜一片枣二枚煎之臨服槌法入梹郎磨水三匙温服

加味理中飲　即理中湯本方自有加減法

治足太陰脾経受証自利不渇手足温身無热脉来沉而無力此

屬臟寒法當溫裏

乾姜　白术　人參　甘草　陳皮　茯苓　肉桂

厥陰消渴氣上衝心飢不欲食〻即吐蚘腹痛大便實者本方加大黃蜜少許利之

本經腹濡滿依本方去甘草

本經嘔吐者入半夏姜汁

本經蜷卧沉重足冷利不止者少加附子

利後身體痛者急溫之加附子　自利腹痛者入木香磨姜汁和之

水二中姜一棗二煎臨服入炒陳壁土一匙槌法調服取土氣以助胃氣

茵陳將軍湯　即茵陳湯本方自有加減法

治足太陰脾経腹滿身目發黄小水不利大便實發渴或頭汗至頸而還脉来沉重者宜用

大黄　茵陳　山梔　甘草　厚朴　黄芩　只實

大便自調者去大黄厚朴加大腹皮利小便清為效

水二中姜一片槌法加灯心一握煎之热服

導赤飲　即五苓散本方自有加減法

治小水不利小腹滿或下焦蓄热或引飲過多或小水短赤而渇脉来沉數者以利小便為先惟汗後亡津液與陽明汗多者則

以利小便爲戒

茯苓 朱苓 澤瀉 桂枝 白术 甘草 滑石 山栀

中濕身目黄者加茵陳 水結胸証加木通灯心如小水不利而見頭汗出者乃陽脱也

得病起無热但狂言煩躁不安精采不與人相當此湯治之

水二中姜一片灯心廿莖槌法入塩二字調服

六乙順氣湯 以代大承氣小承氣調胃承氣大柴胡三乙承氣湯大陷胸等湯之神藥也舉世無人知此奇妙耳秘之莫與俗人言本方自有加减法備開

此湯治傷寒熱邪傳裏大便結實口燥咽乾怕熱譫語揭衣狂妄揚手擲足斑黃陽厥潮熱自汗胸脹滿硬遶臍疼痛等証悉皆治之效不盡述

大黃　只實　黃芩　厚朴　甘草　柴胡　芒硝　芍藥

潮熱自汗譫語發渴揚手擲足揭去衣被狂妄斑黃大便實者俱屬正陽明胃府病依本方

口燥咽乾大便實者屬少陰依本方

下利純清水心下硬痛而渴者屬少陰依本方

怕熱發渴譫妄手足乍冷乍温大便實者陽厥証屬厥陰依本方

舌卷囊縮者難治須急下之
譫語發渴大便實遶臍硬痛者有燥屎依本方
熱病目不明謂神水已竭不能照物病已篤矣權且急下依本方
轉屎氣者謂下泄也有燥屎爲當下之依本方如更衣者止服后不
必盡劑不更衣者宜再少與大便通者愈
結胸證心下硬痛手不可近燥渴譫語大便實者依本方去甘草
加甘遂桔梗　凡傷寒過經及老幼弱并血氣兩虛之人或婦
人產後有下證或有下後不解或有表證尚未除而裏證又急
不得不下者用此湯去芒硝下之則吉蓋恐轉藥硝性燥急故

有此戒大凡傷寒邪热傳裹結實須看热氣浅深用藥今之庸俗之醫不分當急下可少與宜微和胃氣之論一槩用大黄芒硝亂投湯劑下之因兹枉死者多矣余謂傷寒之邪傳來非一治之則殊耳病有三焦俱傷者則痞滿燥實堅全俱宜大承氣湯厚朴苦温以去痞枳實苦寒以泄滿芒硝醎寒以潤燥軟堅大黄苦寒以泄實去热病斯愈矣邪在中焦則有燥實堅三証故用調胃承氣湯以甘草和中芒硝潤燥大黄泄實不用只朴恐傷上焦虚無氤氲之元氣調胃之名自此立矣上焦受傷則痞而實用小承氣湯只實厚朴之能除痞大黄之泄實去芒硝

不傷下焦血分之真陰謂不伐其根本也若夫大柴胡湯則有表証尚未除而裏証又急不得不下者只得以此湯通表裏而緩治之猶有老弱及血氣兩虛之人亦宜用此故經云轉藥孰緊有芒硝者緊也大承氣最緊小承氣次之大柴胡又次之其大柴胡加大黄小柴胡加芒硝方爲轉藥盖爲病輕者設也仲景又云蕩滌傷寒热積皆用湯液切禁丸藥不可不知也

右將水二中滚三沸後入藥煎至八分槌法臨時服入鉄秀水三匙調服立效取鉄性沉重之義最能墜热開結有神此千金不傳之秘若非吾之子孫承繼爲肯泄露玄機耳

如神白虎湯　即白虎湯本方自有加减法

治身热渇而有汗不觧或経汗過渇不觧脉来微洪宜用

石羔　知母　甘草　人參　山枝　麦冬　五味子

心煩者加竹茹一團如大渇心煩背悪寒者依本方去山枝加天

花粉無渇不可服此藥為大忌

水二中棗一姜一槌法加淡竹葉十片煎之热服

三黄石羔湯

此湯治陽毒發斑身目面黄如塗朱眼珠如火狂叫欲走六脉洪

大燥渇欲死鼻乾面赤齒黄過経不觧已成壊証表裏皆热欲

發其汗則熱不退又復下之大便遂頻小便不利亦有錯治温症而成此証者又八九日已経汗下後脉洪数身壮熱拘急沉重欲治其内由表未鮮欲發其表則裏証又急趦趄不能措手待斃而已殊不知熱在三焦閉塞経絡津液枯竭榮衛不通遂成此症又治汗下後三焦生熱脉洪数譫語不休晝夜喘息鼻時加絨身目俱黄狂叫欲走者通用此湯治之有神人所不識

石羔両半 黄芩 黄連 黄栢各七分 山枝三十个 麻黄 香鼓二合

水二中姜三枣二一槌法入細茶一撮煎之熱服

三黄巨勝湯

此湯治陽毒發斑狂亂妄言大渴叫喊目赤脉數大便燥實不通上氣喘急舌巻囊縮难治者權以此湯救之三黄石羔湯内去麻黄豆豉加大黄芒硝是也

水二中姜一枣二煎之槌法臨服入泥漿清水二匙調服即安

冲和靈寶飲

治兩感傷寒起於頭痛悪寒發熱口燥舌乾以陽先受病多者先以此湯探之中病即愈

羌活　防風　川芎　生地　細辛　黄芩　柴胡　甘草

干葛　白芷　石羔

水二中姜煨三片棗二枚槌法入黑豆一撮煎之温服取微汗為愈如不愈表症多而甚急者方可用麻黄干葛為解表如裏症多而甚急者先以調胃承氣為攻裏是也

如以陰経自中病發熱下利身疼痛脉沉細無力不渴倦卧昏重者又當先救裏温之回陽救急湯是分表裏寒熱而治此其權変大法也歟

古云兩感雖為死証復有可救之理乃用藥先後寒熱之劑及發表攻裏一悞則枉死者多矣深可惜哉予将不傳之妙秘驗之方盡吐露非惟救人有功亦且陰隲匪輕謹慎毋忽

桃仁承氣對子 即桃仁承氣湯本方自有加減法

治熱邪傳裏熱蓄膀胱其人如狂小水自利大便黑小腹滿痛身目黃譫語燥渴為蓄血症脉沉有力宜此湯下盡黑物則愈未服前而血自下者為欲愈不宜服

桃仁 桂枝 芒硝 大黃 芍藥 柴胡 青皮 當歸

甘草 只實

水二中姜三片煎之臨服槌法入蘇木煎汁三匙調服

消斑青黛飲

治熱邪傳裏〻實表虛血熱不散熱氣乘於皮膚而為斑也輕則

如疹子重則如錦紋重甚則斑爛皮膚或本屬陽症誤投熱藥或當下不下或下後未鮮皆能致此不可發汗重令開泄更加斑爛也然而斑之方萌與蚊跡相類發斑多見於胸腹蚊跡只在於手足陽脉洪大病人昏憒先紅後赤者斑也脉不洪大病人自靜先紅後黄者蚊跡也其或大便自利怫鬱氣短燥屎不通又如果實靨者盧医復生不能施其巧矣凡汗下不鮮足冷耳聾煩悶欬嘔便是發斑之候

黄連　甘草　柴胡　玄參　生地　山枝　犀角　青黛

人參　知母　石羔　大便實者去人參加大黄

水二中姜一枣二煎之槌法臨服入苦酒二匙調服

生地芩連湯

然此湯治鼻衄成流久不止者或熱毒入深吐血不止者宜用

黄芩　山栀　桔梗　甘草　生地　黄連　柴胡　川芎

芍藥　犀角　如無將升麻代之

外用刼法　水紙搭於鼻準上

如去血過多錯語失神撮空閉目不知人事者同治法

水二中枣二枚煎至八分槌法臨服入茅根搗汁磨京墨調飲

如無茅根以藕搗汁亦可

加味犀角地黄湯

此湯治煩燥漱水不下咽者屬上焦有瘀血宜用

犀角　生地　丹皮　芍藥　甘草　桔梗　陳皮　紅花

當歸　　水二中姜三片臨服槌法入生藕節搗汁温服

回陽救急湯　　即四逆湯本方自有加减法

治寒邪直中陰經真寒症初病起無身熱無頭疼止則悪寒四肢

厥冷戰慄腹疼吐瀉不渴引衣自蓋倦卧沉重或手指甲唇青

或口吐涎沫或至無脉或脉来沉遲而無力者宜用

熟附子　干姜　人參　甘草　白术　肉桂　陳皮　五

味子　茯苓　半夏

嘔吐涎沫或有小便腹痛加塩炒茱萸　無脉者加猪胆汁一匙

泄瀉不止加升麻黄芪　吐嘔不止加姜汁

水二鍾姜三片臨服入射香三厘調服中病以手足温和即止

不得多服多則反加别病矣如後止可用前理中飲加减治之

回陽反本湯

此湯治陰盛格陽陰極發躁微渴面赤欲坐卧於泥水井中脉来

無力或脉全無欲絶者宜用

熟附　干姜　甘草　人参　麦冬　五味子　臘茶　陳

皮　面戴陽者下虛也加葱七莖黃連少許用澄清泥漿

水〻中煎之臨服入蜜五匙頓冷服之取汗爲效

柴胡百合湯

此湯治瘥後昏沉發熱渴而錯語失神及百合勞復等症

柴胡　人參　黃芩　甘草　知母　百合　生地　陳皮

渴加天花粉　胸中煩燥加山梔　有微頭疼加羌活川芎

嘔吐入姜汁炒半夏　胸中飽悶加只殼桔梗　食復者加只

實黃連甚重大便實者加大黃　胃中虛煩加竹茹竹葉

瘥後乾嘔錯語失神呻吟睡不安者加黃連犀角　咳喘者加杏

仁百合宜加麻黄　心中驚惕為血少加當歸茯神遠志　虚汗者加黄芪　脾倦加白术　腹如雷鳴加煨生姜　勞復時熱不除加葶藶烏梅生艾汁

水二中棗一姜三槌法醋煮鱉甲煎之温服

如聖飲

治剛柔二痓（痓音擎上声身强項直角弓反張口痓）頭摇口噤身反張手足攣搐頭面赤項强急與瘈瘲同治

羌活　防風　川芎　白芷　柴胡　芍藥　甘草　當歸

烏藥　半夏　黄芩

有汗是柔痓加白术桂枝　無汗是剛痓加麻黄蒼术　口噤咬

牙如大便實者用大黄利之

水二中姜三片煎之臨服入姜汁竹瀝温服

温經益元湯

治因汗後太虚頭眩振振欲擗地并肉瞤筋惕及因發汗太多衛虚亡陽汗不止或下後利不止身疼痛者併皆治之

熟地　人參　白朮　黄芪　甘草　芍藥　當歸　生地

白茯　陳皮　肉桂

如飽悶加只殼去地黄　如瘦人有熱去芍藥去附子　利不止加白朮升麻陳壁土去歸地　嘔者加姜汁製半夏　渴者加天花

粉麦冬　汗後悪風寒属表虚去附子肉桂生地加桂枝膠飴

水二中姜三枣一槌法加糯米一撮煎之温服

逍遥湯

治有患傷寒瘥後血氣未平勞動助热復還於経絡因與婦人交接淫慾而復發謂之勞復因交接淫慾而無病人反得病者謂之陰陽易余曽見十数人舌出数寸而死者多矣此症最难治

必宜此湯

人参　知母　竹青　卵缩腹痛倍加黄連　甘草　滑石

生地　韮根　柴胡　犀角

水二中棗二姜三煎之臨服入焼裩襠末一錢半調服有粘汗出爲效不粘汗出再服以小水利陰頭痛即愈

升陽散火湯

此湯治有患人以手抹胸尋衣摸床譫語昏沉不醒人事俗醫不識見病便呼爲風証用風藥悞人死者多矣殊不知肝热乘於肺金元氣虛不能自主持名曰撮空証小便利者可治小便不利者不可治

人參 當歸 柴胡 芍藥 黄芩 甘草 白术 麦冬 陳皮 茯神

有痰者加姜汁半夏、大便燥實譫語發渴加大黃泄漏者加升
麻炒白术
水二中姜三枣一槌法入金銀首飾煎之热服

再造飲

治患頭疼發热項脊強惡寒無汗用發汗藥二三劑汗不出者庸
醫不識此症不論時令遂以麻黃重藥及火刼取汗悮人死者
多矣殊不知陽虛不能作汗故有此証名曰無陽証
黄芪　人參　桂枝　甘草　熟附　細辛　羌活　防風
川芎　煨生姜　夏月加黄芩石羔　冬月不必加

水二中棗二枚煎至一中槌法再加炒芍藥一撮煎三沸温服

黄龍湯

治有患心下硬痛下利純清水譫語發渴身熱庸醫不識此症但見下利便呼為漏底傷寒而便用熱藥止之就如抱薪救大悮人死者多矣殊不知此因熱邪傳裏胃中燥屎結實此利非内寒而利乃日逐自飲湯藥而利也宜急下之名曰結熱利証身有熱者宜用此湯身無熱者用前六一順氣湯

大黄　芒硝　只實　厚朴　甘草　人参　當歸

年老氣血虚者去硝　水二中姜三棗二煎後再加桔梗煎一沸熱服

調榮養衛湯　即補中益氣湯本方自有减加法

治有患頭疼身热悪寒微渇濈然汗出身作痛脚腿酸疼無力沉倦脉虚浮而無力庸醫不識因見頭疼悪寒發热便呼爲正傷寒而大發其汗所以輕变重而害人者多矣殊不知勞力内傷氣血外感寒邪宜少辛甘温之劑則愈名曰勞力感寒証故經云勞者温之損者補之温能除大热正所謂也有下証者大柴胡下之則緩

人參　黄芪　當歸　生地　川芎　柴胡　陳皮　甘草

細辛　羌活　防風　白朮

元氣不足者加升麻少許須知元氣不足者至陰之下求其升

口渴加天花粉知母　喘嗽加杏仁去升麻　汗不止加芍

藥去升麻細辛　胸中煩热加山枝竹茹　乾嘔者加姜汁炒

半夏　胸中飽悶加只壳桔梗去生地甘草黄芪白术减半

痰盛者加瓜蒌仁貝母去防風細辛　腹痛去芪术加芍藥乾

姜和之　有因血鬱内傷或有痛處或大便黑加桃仁紅花去

芎辛羌防黄芪白术痛甚者加大黄下盡瘀血則愈後撮本方

去大黄調理

水二中姜三枣二槌法入葱白二莖煎之温服

導赤各半湯

治患傷寒後心下不硬腹中不滿大小便如常身無寒熱漸変神昏不語或睡中獨語一二句目赤唇焦舌乾不飲水稀粥與之則嚥不與則不思形如醉人庸醫不識而悞人者多矣殊不知热傳手少陰心経心火上而逼肺金所以神昏名越経証

黄連 山枝 黄芩 滑石 甘草 知母 犀角 茯神

麦冬 人参 水二中姜枣煎槌法加灯心一握圓眼肉十枚煎服

益元湯

治有患身热頭疼全無不煩便作燥悶面赤飲水不得入口庸医

不識呼為熱症而用凉藥悮死者多矣殊不知元虛氣弱是無根虛火泛上名曰戴陽証

熟附　甘草　干姜　人參　五味子　麦冬　黄連　葱艾　水二中姜枣煎臨服搥法入童便三匙頓冷服

桂苓飲

治有患初得病無熱即發狂言煩躁不安精采不與人相當庸医不識呼為發狂誤用下藥死者多矣殊不知此因熱結膀胱名曰如狂証

朱苓　澤瀉　桂枝　甘草　白朮　知母　黄栢　山枝

蕀葉（蕀音棘 遠志也）水二中姜煎槌法再加滑石末一錢煎（温服取微汗為效）

當歸活血湯

治有患無頭疼無悪寒止則身热發渴小水利大便黒口出無倫語庯匼不識呼為热証而用凉劑悮人多矣殊不知内傳心脾二經使人昏迷沉重故名挾血如見祟

當歸　赤芍　甘草　紅花　桂心　干姜　只壳　生地

人参　柴胡　桃仁泥　服三帖後去桃仁紅花干姜桂心

加白术茯苓　水二中姜煎槌法入酒三匙調服

加味導痰湯

治有患憎寒壯热頭痛昏沉迷悶上氣喘息口出涎沫庸医不識皆為傷寒治之悮人多矣殊不知此因内傷七情以致痰迷心竅神不守舍神出舍空〻則痰生也名曰挟痰如鬼祟痰証類傷寒與此同治法

茯苓　半夏　南星　只實　黄芩　白术　陳皮　甘草
桔梗　黄連　瓜蔞仁　人參　年力壯盛先用吐痰法次服此湯　水二中姜枣煎臨服榿法入竹葉瀝姜汁温服

加減調中飲

治食積類傷寒頭疼發热悪寒氣口脉緊盛但身不痛此為異耳

經云飲食自倍腸胃乃傷輕則消化重則吐下此良法也

蒼朮 厚朴 陳皮 甘草 白朮 山查 神曲 只實

草果 黄連 干姜

腹中痛加桃仁 痛甚大便實热加大黄下之去山查草果神

曲干姜 心中兀兀欲吐者與霍亂同吐者用滚水一碗入

塩一撮皂莢末五分探 水二中姜煎臨服入木香磨汁服

加減續命湯

治脚氣類傷寒頭疼身热悪寒支節疼便秘嘔逆脚軟屈弱不

能轉動但起於脚膝耳禁用補劑及淋洗

防風　芍藥　白术　川芎　防己　桂枝　甘草　麻黄

蒼术　羌活

暑中三陽所患必熱脉来数去附子桂枝麻黄加黄芩黄栢柴胡

寒中三陰所患必冷脉来遲加附子

起於湿者脉来弱加牛膝木瓜　起於風者脉来浮加獨活

元氣虛加人参少許　大便實者加大黄

水二中姜枣灯心煎之槌法入姜汁調服

芩連消毒飲

治天行大頭病發熱悪寒頭項腫痛脉洪取作痰火治之其喉痺

者亦照此方治之

柴胡　甘草　桔梗　川芎　黄芩　荆芥　黄連　防風

羌活　只殼　連喬　射干　白芷

先加大黄利去一二次　後依本方去大黄加人參當歸調理

水二中姜煎凬粘子一撮再煎一沸槌法入竹瀝姜汁調服

六神通解散

治時行三月後謂之晚發頭痛身热悪寒脉洪数先用冲和湯不

愈後服此湯

麻黄　甘草　黄芩　石羔　滑石　蒼术　川芎　羌活

細辛

水二中姜三片槌法入豆豉一撮葱白二茎煎之热服取汗中病即止

者亦照此方治之

柴胡 甘草 桔梗 川芎 黄芩 荊芥 黄連 防風

羌活 只殼 連翹 射干 白芷

先加大黄利去一二次，後依本方去大黄加人参當歸調理。

水二中，姜煎，風藥子一撮，再煎一沸。槌法：入竹瀝姜汁調服。

六神通解散

治病時正月後謂之晩發，頭痛身熱惡寒，脉洪數，先用中和湯下

水二中，姜三片。槌法：入豆豉一撮，葱白二莖，煎八分，熱服取汗中

細辛

本草纂要　　祁邑鄭一先先生秘傳

○明经法製論

觀本草寒熱温凉徧勝之氣○辛酸甘苦鹹淡之味○補泄平治主佐之法○表裏虚實氣血之論○俱在醫以明之○察其形症○診其脉息○分其表裏辨其虚實○别其陰陽○然後定其用方○擇其加减○依经旨而用之○其病未有不瘥也○是故甘入脾○酸入肝○鹹入腎○苦入心○辛入肺○此五臟所入之味也○然而調治之法○辛主散○酸主收○甘主緩○苦主堅○鹹主軟○此調治之法也○至若主治之法○辛甘發散為陽○酸苦涌泄為陰○淡味滲泄為陽○鹹味軟泄為陰○軽清者親乎上○重濁者本乎下○氣之勝者取乎氣○氣之微者取乎味○氣味全無難以取○自有性質取乎配○此主治之大法也○然用治

之法。以寒治寒。以熱治熱。名曰正治。以寒治熱。以熱治寒。名曰反治。寒因熱用。熱因寒用。通因通用。塞因塞用。發表不遠熱。攻裏不遠寒。形不足補以氣。精不足補以味。急則治其標。緩則治其本。木鬱達之謂之吐。令其條達也。火鬱發之謂之汗。令其疎散也。土鬱奪之謂之下。令其無壅碍也。金鬱泄之謂之滲。解表利小便也。水鬱折之謂之抑。制其衝逆也。此其用治之大法也。若夫施治之法。近者奇之。遠者偶之。汗者不可以奇。下者不可以偶。補上治上治以緩。補下治下治以急。急急則氣味厚。緩則氣味薄。此施治之大法也。至於服治之法。凡用補劑不可驟。驟驟則助氣盛。凡用下劑不可緩。緩緩則下必難。氣之急者宜與緩。緩緩則氣自下。氣之嘔者莫與急。急急則嘔反出。發散之藥宜頻熱。頻熱頻服邪自退。治

火之剂宜緩寒○緩寒徐服火難盛○治氣之藥陽分服○治血之藥陰分服○

在上之病食後服○在下之病食前服○此服治之大法也○至若理氣之法○

風從汗泄○以之而發散驅風則風自解○風從火化○以之而踈泄其風○則火

自衰○風自熱生○以之而通暢熱鬱則熱自清○風從能勝濕○以之而燥濕

行風○則濕自除○又有熱從汗解發汗而可以清熱○熱自虚生○補虚而熱

亦自平○熱自火生○非苦寒治熱不退○熱自陰虚○非滋陰治熱不清○日晡

潮熱○非壯陽治熱不退○往來寒熱○非和解治熱不清○熱能耗液○清熱而

燥自可止○風能勝濕○驅風而燥自不生○設或濕之為病者○濕從水化○濕

熱而生水濕○濕自水生○水濕而聚陰凝○陰凝之病○宜以燥濕可也○濕熱

之病○亦以清熱可止○如其火之為病○君火從其心○相火從其腎○陰火從

其補。陽火從其泄。此理治之大法也。設若正治之法。風則散之。寒則温之。暑則清之。湿則燥之。燥則潤之。火則泄之。熱者凉之。寒則清之。表者發之。濇之。实之。升之。攻之。裏者实之。下之。半表半裏宜和解之。虚者補之。實者泄之。飲食不能健運。宜消導之。以辛散之。氣之閉者。宜以散之。以甘緩之。氣之急者。宜以緩之。以苦泄之。氣之实者。宜以泄之。以酸收歛之。氣之虚者。宜以收歛之。以鹹軟之。氣之堅者。宜以軟之。氣之鬱者宜以開之。淡者滲之。謂滲湿也。苦者下之。謂下氣也。下者上之。謂之升提也。上者清之。謂清頭目也。積者破之。謂癥瘕積聚是也。勞者温之。温能除火熱故也。輕清可以上升。重濁可以下降。清陽实四肢。濁陰走五臟。清陽發腠理。濁陰歸六腑。陰中之陽發升上。陽中之陰利泄下。陽中之陽大温中。陰中之陰腹可通。陰中之陽清頭目。陽中之陰利小便。此正治之大法也。至若五臓所宜之法。心苦緩。急食酸以收之。肝苦急、急食甘以緩之。脾苦湿、急食苦以燥之。肺、苦氣上逆、急食苦以泄之。腎苦燥、急食辛以潤之。肝欲散、急食辛以散之。心欲軟、急食鹹以軟之。脾欲緩、急食甘以緩之。肺欲收、急食酸以收之。腎欲堅、急食苦以堅之。此五臓所宜之法也。至若所食之宜。鹹走血、血病毋多食鹹。酸走筋、ゝ病毋多食酸。甘走肉、ゝ病毋多食甘。苦走骨、ゝ病毋多食苦。辛走氣、ゝ病毋多食辛。故曰、多食鹹、則脉凝渋而変色。多食苦、則皮槁而毛抜。多食辛、則筋急而爪枯。多食酸、則皮胝腸而唇揭。多食甘、則骨痛而毛落。此所食可否之法也。若夫六淫所勝。各有平治。風淫於内。治以辛涼、佐以苦甘。

以甘緩之○以辛散之○熱淫於內○治以酸寒、佐以甘苦○以酸收之○以苦發
之○濕淫於內○治以苦熱○佐以酸淡○以苦燥之○以淡滲之○火淫於內○治以
鹹冷○佐以辛苦○以酸收之○以苦發之○燥淫於內○治以苦溫○佐以甘辛○以
苦下之○以辛潤之○寒淫於內○治以甘熱○佐以苦辛○以鹹泄之○以辛潤之○
以苦堅之○風淫所勝○平以辛涼○佐以苦甘○以甘緩之○以酸泄之○熱淫所
勝○平以酸寒○佐以苦甘○以酸收之○以苦發之○濕淫所勝○平以苦熱○佐以
酸辛○以苦燥之○以淡泄之○火淫所勝○平以鹹冷○佐以苦甘○以酸收之○以
苦發之○燥淫所勝○平以苦溫○佐以酸辛○以苦下之○寒淫所勝○平以辛熱○
佐以甘苦○以鹹泄之○此六淫各有平治也○至若五臟運氣之主客○木、位
之主○其泄以酸○其補以辛○厥陰之客○以辛補之○以酸泄之○以甘緩之○火、

位之主。其泄以甘。其補以鹹。少陰之客。以甘泄之。以鹹收之。少陽之客以鹹補之。以甘泄之。以鹹軟之。土、位之主。其泄以苦。其補以甘。太陰之客。以甘補之。以苦泄之。以甘緩之。金、位之主。其泄以辛。其補以酸。陽明之客。以酸補之。以辛泄之。以苦泄之。水、位之主。其泄以鹹。其補以苦。太陽之客。以苦補之。以鹹泄之。以苦堅之。以辛潤之。是故客勝則泄客補主。主勝則泄主補客。隨其緩急而治之可也。又有東垣引经之藥不得不記。実有益於十二经之見証。実有益於十二经之脉絡。故曰小腸膀胱屬太陽。藁本羌活是本方。三焦胆與肝包絡。少陽厥陰柴胡強。陽明大腸兼足胃。葛根白芷升麻當。太陰肺脉中焦起。白芷升麻葱白鄉。脾经少與肺部異。升麻芍藥白者詳。少陰心经獨活主。腎经獨活加桂扃。

通经用此藥為使。更有何病到膏肓。又有本经十法不可不知。宣可以去壅。通可以去滞。補可以去弱。泄可以去閉。軽可以去實。重可以去怯。燥可以去湿。々可以去枯。寒可以去热。々可以去寒。此所謂十法也。又言所制。君一臣二。制之小也。君一臣二佐五。制之中也。君一臣二佐九。制之大也。寒者热之。热者寒之。微者逆之。甚者従之。堅者削之。客者除之。勞者温之。結者散之。畱者攻之。燥者潤之。急者緩之。散者收之。損者益之。逸者行之。驚者平之。上者下之。摩者浴之。開者發之。適事為故。此内经之大法也。自始至終。不可舍其理。不可廢其論。不可徒誦讀。務必用心於寒热温涼偏勝之氣。辛酸甘苦鹹淡之味。復審其主佐平治補泄之法。明其表裏虚实氣血之論。斯為有學之明醫也。

○用藥權宜論

論本草氣味之殊○乃太極陰陽之理○何則○太極動而生陽○静而生陰○本草氣本乎陽○味本乎陰○然氣者動之机○味者静之體也○経曰○味爲陰○味厚爲陰中之陰○氣爲陽○氣厚爲陽中之陽○故清陽發腠理○濁陰走五臟○又曰○辛甘發散爲陽○酸苦涌泄爲陰者此也○若曰○藥有用性○東垣曰○升也○降也○有謂性之證耳○殊不知陽邪下陷於陰経○非升麻之藥不能升○胃火上攻於頭目○非石膏之剂不可降○此用治之法也○又謂主治何如○経曰○主病之爲君○佐病之爲臣○應病之爲使○盖主者、君主也○用藥以此使爲君也○治者、平治也○如輔佐君主以治也○又有使者○如在下之職○聽令於使令也○帝曰○有毒無毒○服有約乎○岐伯曰○病有淺深○方有大小○有毒無毒。固在常治矣。且如半夏有毒。宜姜汁制之。杏仁有毒。宜去皮尖。厚朴有毒。去粗皮而用姜炒。桔梗有毒。去蘆苗稍頭而用泔漬。芍藥有毒。用火煨而酒炒。官桂有毒。去粗皮而用心。此制毒之大法也。或者藥有引经之用。假勢力而歸经。或者藥有治症而不投。必有以製毒而始驗。淡泄固可生津。黄芩酒洗、治虛火而上行。熟地滋陰伏酒力而温经。牛膝生精、無酒洗而補。益智止溺、無鹽製不神。黄連姜汁炒、治陰火而最佳。青皮米醋炒、伐肝木而最妙。去湿固用蒼术、無米泔而不能燥湿。開鬱宜用山枝、炒不黑、而亦難散鬱。乾姜炮苦、能存中而自守。桑白皮蜜炙、必止嗽而清痰。諸子宜炒、因口閉而未發生也。諸仁宜碎、恐發生而縱其性焉。此製藥之良法也。雷公云。藥用酒洗、酒行血脉。藥用醋製、醋酸收歛。腎從塩鹹。ミ能入腎。鹹則軟堅。有姜、汁者得姜之辛。ミ能散寒ミ從辛去。土、炒之劑。則壯於脾。乳、製之劑。則充其本。火、煨不寒。火、炙温中。火、炮則通行血脉。又守中而不喪。火、煅則去毒不寒。又收歛而和中。便、製者壯精神能降火而滋陰。酥、炙者、堅筋骨能補髓而益氣。此不易之法也。

。製藥總釋

製藥之法。最貴適宜。或水或火。無過不及。水有漬泡洗滌之不同。火有煅炮炒煨之或異。若蒸若煮。水火既濟。至如酒△製升提。回温。姜△製發散回痰。入塩△走腎臓。仍仗軟堅。用醋△注肝经。且資住痛。童△便製除劣性降下。米△泔製去燥性和中。乳△製滋潤回枯。助生陰血。蜜△製甘緩难化。潤益元陽。陳壁土製、窮真氣而補中焦。麥麩皮製、抑酷性勿傷上膈。烏豆湯甘草湯漬曝并鮮毒、致令和中。羊酥油、猪脂油、塗燒。咸滲骨容易脆斷。去瓤免脹。去心除煩。大槩具陳。學者宜玩。

。用藥寒溫合宜

如麻黄得桂枝則能發汗。芍藥得桂枝則能止汗。黄芪得白术則止虛汗。防風得羌活則治諸風。羌活得蒼术則止身痛。柴胡得黄芩則寒。得乾姜則熱。羌活得川芎則止頭痛。天麻得川芎則止頭眩。乾葛得天花粉則止消渴。石膏得知母則止煩渴。香薷得扁豆則消暑。黄芩得連翹則消毒。桑白得蘓子則止喘。杏仁得五味則止嗽。丁香得柿蒂乾姜則止呃。乾姜得半夏則止嘔。半夏得姜汁則回痰。貝母得瓜蔞則開結痰。

桔梗得升麻則開提氣血○只實得黃連則消心下痞滿○只壳得桔梗則能使胸中寬快○知母黃栢得山枝則能降火○豆豉得山枝治懊憹○辰砂得酸棗則安神○白朮得黃芩則安胎○陳皮得白朮則補脾○人參五味得麦冬則生腎水○蒼朮得香附則開鬱結○厚朴得腹皮則開膨脹○草果得山查消肉積○神曲得麦芽能消食○烏梅得乾葛則消酒○砂仁得只壳則寬中○木香得姜汁則散氣○烏藥得香附則順氣○芍藥得甘草治腹痛○吴茱萸得良姜亦止腹痛○乳香得沒藥大止諸痛○芥子得青皮治脇痛○黃芪得大附子則補陽○知母黃栢得當歸則補陰○當歸得生地則生血○姜汁磨京墨則止血○紅花得當歸則活血○歸尾得桃仁則破血○槐角得地榆則止便血○大黃得芒硝則潤下○皂莢得麝香則通竅○訶子得肉菓則

止瀉。木香得梹郎治後重。澤瀉得猪苓則能利小水。澤瀉得蒼朮白朮則能收湿。此用藥相得之大端也。

本草纂要目録

地榆卅七　漢防己卅八　常山卅九　龍胆草四十

玄參四十一　苦參四十二　红花四十三　三稜四十四

天麻四十五　南星四十六　秦艽四十七　遠志四十八

山藥四十九　破故紙五十　何首烏五十一　威靈仙五十二

牛膝五十三　蒲黄五十四　續斷五十五　益母草五十六

肉蓯蓉五十七　車前子五十八　紫菀五十九　官桂六十

青皮六十一　厚朴六十二　茯苓六十三　木香六十四

山梔子六十五　黄柏六十六　桑白皮六十七　吳茱萸六十八

烏藥六十九　杜仲七十　砂仁七十一　藿香七十二

益智仁七十三　梹榔七十四　草果七十五　山茱萸七十六

酸棗仁七十七　丹皮七十八　大腹皮七十九　猪苓八十

木通八十一　陳皮八十二　只殼八十三　只實八十四

杏仁八十五　桃仁八十六　木瓜八十七　薏苡仁八十八

山查　神曲　麦芽共八十九　茴香九十　白扁豆九十一

薄荷葉九十二　香薷九十三　菊花九十四　兎絲子九十五

款冬花九十六　荆芥九十七　石膏九十八　滑石九十九

蘓木一百　烏梅百一　芡實米百二　阿膠百三

鹿茸百四　龍骨百五　虎骨百六　龜板百七

牡礪百八　白殭蚕百九　蟬蛻百十　五靈脂百十一

白礬百十二　犀角百十三　羚羊角百十四　牛黄百十五

麝香百十六　乳香百十七　没藥百十八　龍腦百十九

硼砂百二十

選集便用藥性

一

人參味甘。氣溫。微寒。氣味輕揚。陽中微陰。無毒。入太陰脾經。能健脾養胃。入少陰心經。能寧心定志。復入少陰腎經。能生津液。止煩渴。妙不可及。是故虛火動、心志不寧。用此以安之。如驚悸健忘、怔忡恍惚、皆可治。精神散亂、用此以斂之。如陽亡陰脫、皆可用。元本不足、榮衛虛空、用此以實之。如安胎補氣、皆可用。若汗下無度、津液失守、用之可以生津止渴。脾胃虛弱、飲食減少、或吐或瀉、傷損過多、用之可以和中健脾。大抵人參之劑、補氣之藥、肺火旺者、切忌之。又不可槩爲肺實人、而不可服。吾嘗用法。參芪並用、以之固實元陽。參术並用、以之和中健脾。參茯並用、以之安魂定魄。參麦並用、以之止渴生津。後之學者。不可以其峻補。

劑。棄而不用。亦不可以其氣愈盛。而遂舍。而不投。丹溪曰、氣虛者不補、由
何、以生。但用參之法。不可太多。服參之法。不可太峻。必須徐徐、飲之。此、
善、於、補、泄、也。 補上焦元氣、而瀉脾肺胃中火邪、升麻為引。補下焦元
氣、而瀉腎中火邪、茯苓為使。稍加附子、資其健悍之性、以助成功、陰。
虛。火。嗽。吐。血。慎。用。肺寒。者。可。用。 畏五靈脂、惡鹵鹹、 去蘆、免吐、

二

黃芪

味甘。氣微溫。無毒。入手少陽經、足太陰經、補三焦之藥。善能充實腠
理、排托瘡瘍。夫自汗、盜汗、腠理虛也。非芪不能實。潰膿、潰血、腠理弱也。
非芪不能托。痼冷沉寒、乃元氣不足、雖用姜桂之屬、而無參芪之劑、則
不能溫經以回陽。陰虛不足、雖陽邪陷于至陰之中、用升提之類、而無
實腠之藥、則自上而復下。是故補中益氣湯、用人參為君。升麻柴胡為

使諸瘡托裏散以黃芪獨用使腠理固密而餘毒不能妄攻乎內治者果察其氣不足而與之使正復而邪散他症何由而生苟不揣其氣或有餘而槩與補氣之藥則不助其正而復助其邪又變症而為喘逆氣急之患吾嘗用法平補而用參芪兼苦寒使氣不能以自盛致生胸悶之症大補而用參芪兼消導使補不能以太速致生氣急之患如邪盛而用參芪先治其邪而稍加補劑使邪不能以勝正氣虛而用參芪先補其氣而大加補劑使氣得以受補如是論之他症治例亦可詳矣 性畏防風而防風能制黃芪黃芪得防風其功愈大蓋相畏而相使者也 惡白蘚皮龜甲去頭刮皮 治癰疽生用 補虛損蜜炙下虛鹽水炒用

三

當歸味甘○氣温○陽中微陰○無毒○入手少陰心経、足太陰脾経、厥陰肝経、及生血養血止血活血之要薬○蓋吐血、衂血、溺血、便血、或経漏失血、或産後損血、皆血虧也○用歸頭補之○如陰虚不足、精神困倦、或驚悸怔忡、健忘恍忽、皆血失也○用歸身養之○如瘡瘍目痛、癰疽腫毒、或跌撲損傷、経閉淋瀝、皆血聚也○皆用歸鬚破之○本草云、根升稍降、此之謂歟、夫風寒之症、有不可用、恐滞寒邪也○氣鬱之症、有不可用、恐滞氣不行也○予又聞歸芎同用、可以養血歛、血歸芎全用、可以養血行○血歸朮同用、可以養血生○血歸芪同用、可以養血補○血或用之涼、血非配芩連生地不能涼○用之破、血非配稜朮姜桂不能破○用之止、血非配地楡烏梅不能止○用之清、血非配蒲黄山梔不能清○此不易之良法也○和人参黄芪補血○

牵牛大黄破血○從桂附吴茱萸則熱○與芒硝大黄則寒○同川芎上治頭痛○以其屬肝木故耳○畏生姜、海藻、菖蒲、牡蒙、恶蔺茹、湿麺、去蘆酒製○行表、洗後時、行上、漬一宿○体肥疾盛、姜汁漬炒○佳、肥潤不枯燥者

四

川芎味甘辛○氣温○無毒○少陽経藥○入手足厥陰經○上治頭目○下調経水○中開鬱結○血中、氣藥也○是故川芎、常為當帰使○非謂治氣有功而治血亦有驗○何則散風寒○破癥瘕○通宿垢○养心血○排膿潰○消瘀血○除腸痛○長肌肉○調経水○清寒湿○温中氣○利頭目○調胎前○益産後之聖藥○是以頭痛目腫○清散鬱熱○非此莫能療○痛痒瘡瘍○癰疽寒熱○非此莫能和○太陽頭痛○眉眶痠痛○非此莫去○驗胎有無○鼓舞血室○非此莫知○開達心孔○調攝精氣○非此莫通○吾尝芎帰同用、可以养心血○通瘀血○芎芷同用、可以行頭

目耳鼻之経絡。芎藭同用、可以散初起之風寒。芎芪同用、可以治諸瘡排膿托裏。芎苓同用、可以養心定志開達心氣。芎朮同用、可以温中快氣。通行脾肝。若夫咳嗽痰喘、有不可用、恐提氣上升也。熱氣火盛、有不可用、恐助氣上勝也。中滿腫脹、有不可用、恐氣上行也。然則誠産科瘡科眼科之要藥也。使白芷、得壮蠣、療頭風旋暈吐逆。得细辛、治金瘡作痛呻吟。同生地酒煎、禁崩漏不止。用陳艾湯調末、戚試胎孕有無。畏硝石、滑石、黄連、悪黄芪、山茱、狼毒、　水浸透咀片（妙去燥氣、川産形塊重実色白者佳）

五

甘草　味甘、氣平、生寒熟温、陽也。無毒。入太陰脾経、少陰心経、能實心脾。入厥陰肝経、太陽小腸経、能調下焦之氣。生則泄火、熟則和中。是以氣盛之人、用甘草以緩其氣。氣虚之人、用之以實其氣。本草云、甘以緩之。甘以實之是也。如中滿之症。氣之聚也。鬱結之症、氣之閉也。嘔吐之症、氣之逆也。若用甘草、非惟不能緩氣、而反助邪。此又所當慎也。予又聞甘草乃緩中不行之劑、且如中滿之症、脾之邪也。脾喜甘、用甘味以治脾、非惟不能治症、而反助邪。鬱結之症、氣之緩也。甘能緩結、苟用甘味以治結。非惟不能開結。而反氣結。是以吾秘用之法。氣之虛者宜以補之。故和中之劑、用甘草以為君。氣之盛者、宜以緩之。故因心氣急急食甘以緩之。氣之實者、宜以泄之。故用甘草稍、降火而利小便也。用白术乾姜等参引使。同桔梗治肺痿膿血齊來。同生薑止下痢赤白雜至。

忌猪肉。悪遠志。生泄火。炙温中。

芍藥 味苦酸。氣微寒。氣薄味厚。陰也。降也。陰中之陽。有小毒。入厥陰肝經、伐肝平木。入太陰脾経、健脾养血。或曰酸者肝之味、肝得酸邪盛而木旺。氣盛而土衰。又何健脾养血之功。伐木平肝之理。殊不知陰中之陽。氣薄味厚酸。雖入肝。而苦寒亦能平木。酸雖斂血。而氣寒亦能生血。但赤者泄。白者補。赤入肝。白入脾。赤者利下焦而破結。白者補氣血而和中。但用者少分辨。赤利消癰腫。散瘡毒。調氣血。行榮衛。止崩漏。去瘀血。破堅消積。抑肝緩中。扶陽助陰。益氣補血之聖藥。吾嘗用芍藥之法。與苓朮用、則能健脾和胃。與歸芎用、則能养血行血。與木香用、則能調胃行肝。與青皮用、則能泄肝平木。與茱連用、則能治痢止瀉。夫産後不可輕用。恐酸寒之味、而伐生之氣。血虚生寒之人、禁服。恐酸苦之性。而反生寒也。如製修之法。又所宜知。補血之劑。必宜生用。血虚腹痛、非火煨不能達血以止痛。温经回陽、非姜桂附萸不能佐芍以復陽涼血滋陰、非芩連不能並之以生陰。扶元益氣、非参朮不能並之以歸元。雖曰血家之要藥、佐為臣使之職、非能单行獨立。隨當帰用之、無不驗也。使烏藥、沒藥、并雷丸、得炙甘草為佐、主治寒熱腹痛、熱加黄芩、寒加肉桂。同白朮補脾。與参芪益氣。若用泄肝、川芎佐之。畏硝石、鼈甲、小薊、忌芒硝、石斛、酒炒。若補陰、酒浸、日曝、不見火。出杭越茅山者佳。

七

地黄

味苦甘。氣微寒。味厚。氣薄。陰中陽也。無毒。夫地黄有生有熟。生入少陰心经、涼血止血。熟入少陰腎经、補腎滋陰。所以嘔吐衂咯之症、非此莫能除。驚悸怔忡煩熱之症、非此不効。蓋心腎经之要藥。又入厥陰肝经、生則涼血明目。熟則補肝益膽。復入少陰腎经、為陰分之藥。宜熟、不宜生。是以陰虛不足。血氣有虧。胎前產後。非熟地不能補。又入太陽小腸。爲陽分之藥。宜生不宜熟。是以崩漏淋帶。便血溺血。氣有偏勝。非生地不能涼。此剂生則止血長肌肉。熟則養血添精髓。生則降火而涼虛熱。熟則滋陰而補心腎。生則泄脾中湿氣。熟則退血虛勞熱。生則利大腸。故凡產后老人久病虛人。大便閉不行而結者。非此不通。熟則益氣加利耳目。大凡精髓斷喪。而五勞七傷。精髓枯竭。非此莫補。愚按生熟之剂。與當歸同用。則能補血。與芎藥同用。則能生血。與芩連同用。則能涼血。與參朮同用。則能清氣而補血。與姜桂同用。則能温经而行血。與地榆同用。則能止血固血。與童便同用。則能养血行血。此血家之要藥。但脾虛不可用。恐助脾瀉也。胃寒者不可用。恐滯陰寒也。氣滯不可用。恐滯氣不行也。若夫氣痞、當用不可缺、則以姜製可也。麥冬為引導。六味丸為君、取天一所生之源。專補腎中元氣。四物湯作主、演癸乙同歸一治。兼療藏血之經。咀犯鉄器消腎、食同蘿蔔皓髮、畏蕪荑、惡貝母、忌三白。生用行血涼血、酒浸取其發、補血滋陰。酒潤蒸熟、寒制其氣

八

白朮味苦。甘辛。氣溫。味厚。氣薄。陰中陽也。無毒。脾經之要藥。蓋脾虛不健、朮能補之。胃虛不納、朮能助之。又有嘔吐泄瀉、霍乱轉筋、此脾胃乗寒之痞、非朮不能療。痰涎壅盛、咳嗽氣急、此脾氣不和之症、非朮不能平。腹滿脹腫、飲食不納、四肢困倦、此脾虛不足之症、非朮不能補。此劑兼黃連、則瀉胃火。與山藥、則實脾經。並蒼朮、則可燥湿和脾。同猪苓、則能下行利水。黃芩佐之、能安胎益氣。只實君之、能消痞除膨、溫中之劑、無

白术、痛而復發。瘡腫之症、用白术可以托膿、盖嘗論之、白术味之甘甘所以和脾胃。氣之辛、々可以健脾胃。其性本清而質復濁、若用陳土、炒之其妙如神。伏防風地榆引使。同只実為消痞方。助黃芩為安胎劑。忌雀蛤、桃李、人乳。調之制其性。米泔水浸去其油。陳壁土炒、竊土氣以健脾胃。米飲上蒸、借穀氣以養脾胃。

九

貝母味辛。氣平微寒。無毒。入手太陰肺經。少陰心經。足太陰脾經之藥。主開結氣。散鬱氣。解毒氣。清心氣。破癥氣。攻痰氣。治火氣、此氣、分理、氣之、要藥。吾見瘡毒之症、以之托裏、以之收斂、以之護心解毒、何也。盖瘡腫所生、皆由氣鬱所聚、貝母為辛苦之藥。辛可以聚氣、苦可以下氣也。氣散則毒自解。氣下則毒自除。所以兼補氣之藥為托裏。兼和解之藥為收歛。兼發散破结之劑、爲護心解毒之藥。大抵此劑氣清而不濁。能潤乎心肺也。是以胃膈窒塞、氣挾痰而上升。茲能疏通而不滞。咽喉壅盛、痰隨火而上客。茲能利導而無虞。配知母用、可以清氣而滋陰。配歸芎用、可以行氣而和榮。配芩連用、可以清痰降火。配參术用、可以行補而不驟。配二陳湯代半夏、可以開結散鬱、平氣解毒、清心降火、破癥攻痰、等症治不可缺。有痰、大人、内多、熱、不能用半夏之甚燥者、以此、代之、可、也。凡用去心。畏烏頭、同牡蠣、知母、行乳汁、和瓜蔞、黄連、治胸結。

十八

知母

知母味苦辛。氣寒。無毒。足少陰腎经之藥。主陰虚不足。發熱自汗。百骨痠痛。咳嗽無痰。腿足無力。津液乾少。頭眩暈倦。小便赤黄。耳閉目花。腰痠背折。是、皆、陰、虚、火、動、之、症。惟、此、劑、可、以、治、之。蓋知母能補、腎水、有滋陰之功能泄、腎火、有生津之妙。能固、腎氣、有實脾之理。此、醫家、之、要藥也。設若陰火攻冲、使咽痒而肺嗽。游火徧行、使骨蒸而有汗。胃火煩燥、使消渴而熱中。舍知母其能治乎。由是觀之、滋陰降火、不出此劑之能泄南補北、全仗此劑之妙、所以知柏並行、非惟降火之功多、實則助水之力大。知貝並行、非惟清痰之治美、而且益陰之理深。乃治、陰之、神、劑、也。生泄。熟補。生則養氣滋陰。熟則補陰益血。生則去皮毛。熟則鹽酒炒。摠忌鉄器、酒炒引經上頂。鹽炒益腎滋陰。

十一

柴胡味苦。氣平。微寒。氣味倶輕。揚升也。陰中之陽。無毒。入少陽経藥。爲引経之劑。能退、往、來、之、寒、熱。復入厥陰経、能調達肝氣、引氣上升也。蓋雲論之、柴胡有行血行氣之功。寒、熱、往、來。是、邪、氣、搏、爭、正、氣。邪、正、交、爭。而

佈寒、熱。用、柴、胡、治、之。由、其、性、能、調、達。故古者以為在臟調経。在経主氣
者。良有以也。但。傷。寒。初。起。不。可。用。因苦寒之性、恐引邪入少陽。咳。嗽。氣。
急。痰。喘。嘔。逆。不。可。用。因調達之性、恐升提其氣、反助上行也。若夫氣陷
在下、而不能上、舍柴胡何以施。氣鬱于脇、而不能行、非柴胡莫能暢。所
以柴胡能明目、止脇痛、泄肝火、以其氣有條達。陽邪下陷於陰経、或小
腹痛、而痞瘕積聚、以其氣有升提。凡。臨。症。之。時。責。察。其。形。症。隨。机。應。敵。
庶。無。誤。用。耳。使半夏。泄肝火、去心下痰結熱煩、黃連為佐。治瘡瘍散諸
経血凝氣聚、連翹同功。経脉不調。加四物、秦艽、牡丹皮、最効。産后積血。
佐巴豆、三稜、蓬莪、即安。畏紫菀、蔾芦、去芦。上行、用根、酒漬。中行、下降、
用稍、生宜。

十二

黃芩味苦。氣平寒。味薄。氣厚。陽中陰也。無毒。入手太陰肺經、上治肺火、入足太陽膀胱、下清化元。復入少陽胆經、能涼表裏邪熱。又入陽明大腸而潤其燥。降三焦之火。凡痰火咳嗽、氣急壅盛、舍黃芩莫能清。小便赤濁、小腹急疾、非黃芩莫能療。大便閉結、壅塞不通、非黃芩莫能行。又曰清肌退熱、柴胡最佳、然而無黃芩、不能涼達肌表。上焦之火、山枝可降、然而舍黃芩、不能上清頭目。本草云、氣清親上、味濁泄下、此劑味雖苦寒、而有泄下之理。體質枯飄、而有升上之情。蓋能善治三焦之火、然也。又聞方、脉科、以之清肌退熱。瘡腫科、以之解表生肌。光明科、以之退翳明目。婦人科、以之佐朮安胎。並山枝用、降肺火從小便而出。並黃連用、泄脾火自大便而行。並大黃用、泄腎火而通利腸胃。並二陳用、祛濕痰而止咳清金。蓋此諸科、半表半裏之藥也。去内朽、刮去外衣、咗治上焦、頭酒炒。條治下焦、生用。

十三

桔梗味辛苦、氣温、微寒。味厚氣薄、陽中之陰。有小毒。入太陰肺経、為引経之藥。主利肺氣、通咽膈、寛中理気、開鬱行痰之要藥。蓋咳嗽痰喘、非此不除。有順氣豁痰之功。頭目之病、非此不療。有引藥上行之妙。且如中膈之不清。或痰或氣之所鬱、剤用二陳、佐以貝桔、治之無有不驗。咽喉口齒。或火或熱之所使、治用芩連、佐以甘桔、治之無有不痊。大抵桔配予只、有寛中下氣之功。桔配予草、有緩中上行之妙。又云、甘草之味緩、不可加桔只之性、上而復下。今欲其下氣、必當去甘草、而配以只壳。欲其上行、必當去只壳、而配以甘草。古方立甘桔湯、以治喉痛鬱结之症、良有義也。畏白芨、龍眼、胆草、去芦茵米泔漬。

蒼术 味辛、氣温、性燥、氣味辛热、陽也。無毒。入太陰脾经、燥脾湿、復入陽明胃经、和胃氣、主治霍乱吐嘔、泄瀉痢、腹痛脹滿、陰疝痿厥、攻寒湿等症。何則、脾胃之藥、喜燥悪湿、蒼术乃大辛温之剂、主行氣而燥湿也。是以吾嘗治症、欲令寬中順氣、開鬱散结、必兼蒼朴而用之。致使健脾和胃、温中進食、必兼蒼白二术而用之。欲其健行下焦、主清湿热、必兼蒼栢而用之。此脾家治湿之妙藥也。又曰、如用補脾、必用白术。如用清濕、必用蒼术。若本经不分蒼白、以其土厚而人淳也。後人分而用之、以其多卑湿之居處也。世嘗謂有驅邪辟悪之説、配樊术以為美。然豈止於此乎。苟于山嵐瘴氣、烟露殺厲所生之地、得聞术味、非惟去湿除悪、抑且健胃開脾安神助氣長生不老此仙方之秘藥經曰欲長生當服山薊是之謂歟忌雀蛤桃李刮淨粗皮泔漬炒燥一漬一炒制去其燥性茅山朮劈開有硃砂點不回潮以此為辨

十五

黃連味苦氣寒味厚氣薄陰中陽也無毒入手少陰心經善治心火入足厥陰肝經善治肝火復入胃與大腸能肥腸益胃乃沉靜之藥是故驚悸怔忡健忘恍惚而心火不寧非此不治痛癢瘡瘍諸家失血而邪熱有餘非此不涼又有目痛赤腫睛散榮熱乃肝火之邪脇痛痃氣心下痞滿乃肝脾之邪嘔逆惡心吞吐酸苦乃脾之邪氣盛壅塞關格不通乃脾胃之邪非此劑不能治七情聚而不散六鬱結而不舒雖用二陳以清氣可也然無黃連之苦寒則二陳獨不能清虛熱有動于火陰極

有变於陽雖用苦寒以黃連可也、然無温補之劑則黃連獨不能行。又云大便不通、用之可以潤腸而下痢。小便热閉、用之可以清热而行便。非謂湿热暑而消蓄暑、其功專於泄火。抑以清湿热而治肝热、其功專于苦寒。是以吾嘗有秘用之法、治氣之症、剤用二陳。少加黃連。治寒之症、剤用温中、加炒連。治火之症、剤用黃連。加以苓佐。治鬱之症、剤用炒枝。佐以姜連。乃不易之良法。唯元虚不足之人、苦寒有不能投、姜制可也。陰分之病、苦寒恐不能納、微炒可也。正所謂乘其机而發之也。畏款冬、惡芫花、菊花、玄参、忌猪肉、冷水、勝烏頭、附子、日曝甚乾燥布裹挼鬚苗、火在上、炒以醇酒。火在下、炒以童便。实火朴硝、虚火酸醋。痰火姜汁。伏火塩湯。氣滞火。同吴茱萸。血瘕火。拌乾漆末。食積瀉。陳壁土炒。肝胆火。猪胆汁炒。赤眼。點以人乳浸蒸用。

十六

大黄味苦。氣大寒。味極厚。陰中之陰。降也。無毒。入足陽明经、手陽明经、能蕩滌腸胃。通利閉結。故其用法。如蘊熱之症、大便閉而不行、必用沉寒之剤、非此不能疏。癰腫初發、肌欲潰而成膿、必須苦寒之剤、非此不能散。氣實之人、氣常有餘、或因激怒氣閉於中、或因鬱聚而不散、致令中氣悶而大便結、與以只桔二陳之剤、加酒蒸大黄、妙不可言。又有好飲之人、酒常太甚、其脉大而有力、或弦洪長大、亦令中氣滿而大便閉、與以芩連之剤、量加火煨大黄、妙亦無比。或有跌蹼損傷、瘀血閉而不行、用桃仁紅花之剤、加以酒洗大黄可也。又有陽明胃火、痰涎壅盛、喉閉乳蛾腮结頬腫、而連口蓋、用清痰石膏之剤、加生大黄可也。若夫產后、去血過多。血虛閉而不行。當用。養血。潤腸之劑。必戒大黃。為要。且若虛、秘。當用麻仁丸。虛人痰秘。當用半硫丸。大黃。亦不可用。若光明、科、以之治風、在初發時、以泄火。為佳。瘡腫、科、以之散熱拔毒、在紅腫時、而解毒為妙。大抵此劑、不可畏而不用。亦不可輕用。大約功效速。殺人亦速。若元虛。不足。必不可用。恐正氣虛而亡陰也。脉勢無加。亦不可用。恐大便行而不止。風寒表症未解。不可用。恐陰與陽爭而变他症也。傷寒。當下脉勢無加。不可用。恐陽盛則斃也。故曰陽盛下之早。乃為結胸。陰症下之早、乃為痞氣。用者。慎之。使黃芩、載以桔梗、少停緩以甘草、不墜。酒浸、入太陽。酒洗、入陽明。餘經不用酒、雖小承氣生用。

天花粉 味苦。氣寒。味厚。於氣。陰也。無毒。入手太陰肺經、太陽小腸足太陰脾経、陽明胃経之藥。故肺火盛、而咽喉蛾痺。脾火盛而口舌蟲腫。或裏熱重、而氣血不清。或鬱煩擾而悶亂不寧。或津液結硬、而口舌乾燥。或痰火壅盛、而咳嗽不寧。或癰腫已潰未潰、而熱毒不散。或虛熱虛火、而咽乾不利。皆是鬱結所致。此劑開鬱破結。又曰天花粉能止渴。盖苦寒之性。從補藥而治虛渴。從涼藥而治火渴。從氣藥而治鬱渴。從血藥而治煩渴。此治渴之妙劑也。但用有不同。吾嘗考治渴之藥。花粉其性苦寒、故治裏渴。乾葛其性甘寒、故治表渴。至若汗下之後、亡陽而作渴者、花粉不可妄投。必用人參之甘溫、以生津治渴也。陰虛火動、津液不能上升而作渴者、花粉不可槩施。必用知母之甘辛、以滋陰治渴也。有五味子酸斂生津、其渴自止。麦門冬潤燥生津、其渴不生。茯苓有利水活津之妙。烏梅有止水奪精之功。皆生津止渴之藥，務宜斟酌。苟用之無法，反害人多矣。雖云花粉乃和中之劑，其症當用人參之甘溫，而反與以花粉之沉寒，必亡陽而脫陰也。當用乾葛之甘寒，而反與以花粉之沉寒，必引邪而入裏也。二者之間，毫釐之差，千里之謬，可不慎哉。去粗皮，晒乾用。

十八

半夏

味辛，氣平，生寒熟溫，陽中陰也。有毒。宜姜制。入足太陰脾經，和脾理氣，入足陽明胃經，燥濕健脾。然風寒可散，痰涎可利，濕鬱可燥，內寒可溫。或泄瀉腫滿，或腸鳴喘嗽，或霍亂嘔吐，或瘧痢瘴氣，脾虛不足，皆寒濕之症，惟此劑可治。或中寒中氣，或驚悸，或痿痓顛癇，厥逆狂越，心煩悶亂，眩暈動搖，皆熱痰之症，惟此劑可除。大抵半夏辛能理氣開鬱，溫能攻表和中，與生姜用，其性散而不守，所以攻表。與乾姜用，其性溫而且守、所以温、中、與蒼朴用、可以燥、濕因其辛以導也。與陳皮甘艸用、可以和、中、因其辛以温也。與香附紫蘓用、可以開、鬱、解、表因其辛以散也。與芩連山梔用、可以清、熱、導、濕。行、痰、降、火、因其辛可散而苦可下也。所以風、寒、暑、濕、四氣相干、鬱結不清、非半夏不能和。七情六慾之氣鬱結于中、非半夏不能散。古方立二陳湯、以半夏為君、意謂此欤。使宜射干、柴胡、火。痰。黑。老。痰。膠。加芩連、瓜蔞、海粉、寒。痰。清。温。痰。白。入姜、香附、蒼朮、陳、風痰卒中昏迷。皂角、南星和、痰核延生腫突、竹瀝、白芥子、滚沸湯浸七次、仍加姜制研末、掺枯礬姜汁作餅、楮葉包者、名半夏麴。孕婦忌用。不得已而用之。復加姜汁炒用。畏雄黄、生乾姜、秦皮、龜甲。

十九

紫蘓味甘辛。性大温。無毒。入足太陽膀胱、陽明胃经、手太陰肺经之藥。盖風、寒、暑、湿、可以發、散、驅、邪、也。七情元氣之病、可以清氣開鬱也。設痰涎不利、可利氣而豁痰。孕婦不安、可安胎而順氣。又能開中氣、清肺氣、除寒氣、利膈氣、散結氣、化毒氣、乃治氣之聖藥。抑又論紫、蘇之一物、其用有三。且如骨痛、頭痛、肢節不利、發散解表、尚於蘇葉之功。寬中利膈、安胎順氣、歸於蘇梗之力。定喘下氣、清鬱行痰、又於蘇子之良。三者所用不同、法當辨之。　紫色佳。莖去節用、子略炒用。

二十

白芷　味辛。氣温。氣味俱輕。陽也。無毒。入手太陰肺經、陽明大腸經、足厥陰肝經、少陽胆經、足太陰脾經、陽明胃經之藥。蓋上行頭目、中達肢體、下抵腸胃。徧通皮膚、以至毛竅、而泄瀉邪氣。寒以之發寒、風以之驅風、湿以之燥湿。是故頭目疼痛、昏眩、四肢麻痺、肌膚不止、或痒或痛、或瘡潰膿湿不乾。或兩目作癢而翳膜昏澁。皆能治之。大抵此劑各、有所因。得紫蘓麻黄、可以發表而外泄風寒。得防風荆芥、可以驅風、而散達皮膚。得藁本川芎、可以上行頭目。得天麻姜蚕、可以追逆風面。得山枝黄芩、可以清熱於表。得獨活蒼朮、可以散風湿於四肢。得黄芩黄連、可以清湿於腸胃。得羌活獨活、可以除痛痒於一身。至若陰陽引经、無升麻乾葛、不能善行此经。腸風泄瀉、無防風白芷、不能善止其泄。又聞風從汗泄、以之發散驅風、風能勝湿、以之助風燥湿、皆白芷之功、治者、不、可、不、知也。全用無製。

廿一

防風 味甘辛。氣温。純陽。無毒。脾胃二经行经之藥。足太陽経本経之藥。乃辛伍卑賤之職、隨所引而至、主諸風。週身不遂。骨節痠痛。四肢攣急。痿

廿二

痺瘡痓等症。又利肺氣。潤大腸。散風寒。除湿热。消腫毒。開鬱結。治風之、通用。何也、與芎芷同用、上行治頭目之風。與羌活獨活同用、下行治腰膝之風。與當帰用、治血風。與白术用、治脾風。與芩連用、止热風。與連翹用、治目風。然風症無往不往行。防風盡能去之。但無引経之藥、亦不能獨行、耳。又曰、風能勝湿。防風可以治湿。辛能發表。辛散可以驅風。甘能緩急。甘辛可以開結。温能利氣。大温可以利肺氣。防風之體質如此。治、風者能隨机應敵。則功效無窮矣。去芦及了、頭尾者勿用、惡乾漆、藜芦白蘞芫花、畏萆薢、殺附子毒。堅潤者佳。

羌活 味苦甘辛。氣平微温。氣味俱輕。陽也。無毒。升也。入手少陽三焦、手太陰肺経、足少陽胆経、足太陽膀胱、足少陰腎経、足太陰脾経、足陽明胃経足厥陰肝経之藥善行八経能解表間之風寒清理榮衛之邪熱頭痛目痛身熱悪寒四肢拘急乃風寒之症以此辛温之劑而配發散之藥未有不驗者也或四肢急惰不能屈伸手足不遂或頭痛目眩腰膝拘牽不能俛仰亦皆風湿之所致以此苦辛之劑自能調達乎肢體通暢乎血脉攻徹乎邪氣故瘡症以之而發散因其辛而微温也目症用之而治羞明隱澁腫痛难開因其味辛而散苦而下也風症用之而治瘻痓顛癇麻痺不仁厥逆僵仆因其味辛以收臟腑氣温以散肌表也吾以論之羌活之劑其體軽而不重其氣清而不濁其味辛而能散其性行而不散故能上行於頭目下行於足遍達肢體以清氣分之邪散風寒湿之聖藥用者察之

去皮及朽者紫色節密者為羌活雄氣者佳

廿三

獨活味甘苦。氣辛溫。無毒。入手太陰肺経、手少陽三焦、足厥陰肝経、足太陰脾経、足陽明胃経之藥。主上行血分。上至頸項、下至腰膝。與羌活、不同。羌活之氣、陽也。獨活之氣、陰也。羌活之氣、清而不濁。獨活之氣、濁而不清。羌活之氣、舒而不斂。獨活之氣、斂而不舒。羌活行氣、而發散榮衛之邪。獨活行血、而溫榮衛之氣。羌活有發表之功。獨活有攻表之力。羌活觧自頭至足、所以通徹乎榮衛。独活表自項至膝、所以調達乎氣血。故羌活入太陽之経。独活入少陰之経。且如頸項不能屈伸。腰膝不能俛仰。或痿痓難行。麻痺不仁。皆風寒之所致。暑濕之所傷。必用此剤之甘溫、以榮養其氣血。用此剤之辛溫、以蕩滌其邪穢。是以古與羌活並用、黄色作塊者爲独活、氣細、

廿四

前胡味甘苦。氣辛溫。無毒。入手太陰肺經、足太陰脾經、足太陽膀胱經之藥。何則。傷、風之症、咳嗽痰喘上氣盛而不息、此肺經之病。惟前胡之味辛溫、有以通暢手肺氣、使風可散。傷、寒之症、頭痛惡寒、身熱骨痛、此膀胱之邪。惟前胡之辛溫、有以驅逐手風邪、使寒可散清。又若小兒痘熱、大人痰熱、皆脾經之濕也。舍此則不可治。妊娠寒熱、瘡腫發熱、皆由邪秘腠理也。舍此則不能清。大抵前胡與柴胡不同。柴胡其味苦寒、入少陽厥陰、治在半表半裏之間、以清往來之熱。前胡其味辛溫、入太陽太陰、專攻初表之時、以清肌表之熱。假如傷寒初起。當用前胡。以散表邪。若使用柴胡於初表。則苦寒之性。必引邪入少陽。又如邪在半表半裏之間。當用柴胡。以清肌熱。若使用前胡于半表。則汗多表虛。亡陽可立而

待。二。者。之。間。不。可。不。審。　水洗、刮去黑皮、或用竹瀝浸潤晒乾、半夏使、
惡肥皂、畏藜蘆、

廿五　香附

香附味甘辛。氣微温。陽中之陰。無毒。主心腹痛。積聚鬱結。痞滿癥瘕。安胎
順氣。爲婦人之仙藥。其製法有四。一鹽製、二醋製、三酒製、四便製、各因
其所用也。且如鹽炒、使鹽鹹之氣潤下。或喘或滿。或積聚鬱痞堅实而
不下行者。得鹽鹹而能潤下。鹹能軟堅。故也。醋炒則使酸辛之性收斂
若胎前産後。崩漏淋瀝。非醋不能斂其血。非辛不能行其血也。酒製之
法。通血脉。若癥瘕積聚。跌蹼損傷。腫毒已潰未潰。及死血瘀血。積滯於
中。非附不能行其氣。非酒不能行其血也。便製之法。蓋童便陽之精。若
血虚之症。去血過多。陰無所附。惟得陽之精以爲依倚。非附不能養其

氣。非便不能養其血也。大抵此剂、血中氣藥。氣無血不和、血無氣不行。古方以艾葉醋煮為丸。療婦人百病。欲其調血和氣之意。若不製而单用之。又能開鬱、行氣、通暢、百脉。治有餘之神藥也。此各有所長。炒黑能止血崩漏。氣病畧炒。血病酒煮。痰病姜汁煮。下虚盐水煮。血虚有火、童便煮。過則凉。積冷、醋浸炒則热。他藥以此類者、可推。忌鉄。得烏藥最良。又與巴豆同炒、止泄瀉。生則治大便不通。

廿六

麻黄味苦辛。氣温。氣味俱薄。陽也。升也。無毒。入手太陰经、足太陽经、手少陰陽明经藥也。主傷寒、有發散之功。與紫蘇乾葛白芷不同。蓋麻黄為地中之陰。辛苦發散之陽。故入太陽经、散而不止、能大發其汗、非若紫蘇、乾葛、白芷之輕揚、不過解表而已也。傷寒之症、必用麻黄、無麻黄不能盡去其寒邪。又曰：麻黄配天花粉用，治乳癰，下乳汁，以其辛能發散，辛通血脉故也。又曰：麻黄配半夏用，治哮喘咳嗽，以其氣之閉者宜以辛散之也。柳又論之：麻黄根又能止汗，何也？根苦不辛，蓋苦為地下陰也，陰當下行。而麻黄之根亦下行，所以根能止汗也。又苗所以發散而上升，經云：氣之厚者，此陰中之陽；味之薄者，乃陽中之陰。所以苗能發散而上升，亦不離乎陰陽之體，故入足太陽，厚朴為使。發汗用身去節，水煮三沸去沫；止汗用根。多則亡陽。羌活可代。

廿七 乾葛 味甘平，氣寒，性輕浮，無毒。入足陽明胃經，行經藥，又入足太陰脾經，主清風寒，解肌熱，淨表邪，止煩渴，泄胃火，除胃熱。其功與紫蘇、麻黄迭用，何也？蓋甘溫可以攻表，甘寒可以泄火，然乾葛甘寒者也。紫蘇則辛甘

温者也果何以為迭用傷寒之症病在太陽經無麻黃之辛温不能許
解其表邪風寒之症病在分腠間無紫蘇之甘温不能輕揚以發汗至
若葛根之甘寒止可以為攻表之劑也嘗考傷寒之症風邪未解其汗
自生苟欲發散則不可投以辛温（再汗）之藥濕熱之瘦亦未表也自汗大來
而表邪尤甚苟欲解表亦不可投以辛温之藥二者之症欲其解表則
何以為宜必須乾葛之甘寒清肌以退熱否則舍此而用辛温非惟表
邪空虛亦且多汗亡陽然當用辛温之藥反用乾葛甘寒之劑則又犯
太陽之禁吾見表反不解而引邪入裏治者宜辨之入土深者（晒乾用去皮）

廿八

參

麥冬味甘微苦氣平微寒陽中微陰無毒入手太陰肺經能平肺氣入手
少陰心經能寧心志主心氣不足驚悸怔忡或健忘恍忽而精神失守

或肺氣不利、而咳嗽有痰。或肺痿吐膿、而氣短羸瘦。或火伏肺中、而迫血妄用。或虛癆客熱、而鬱結不利。或脾胃不調、而飲食傷中。此、皆、心肺、之、症。然、麥冬不、能、治。然以體質言之。味甘氣平。能益心肺。味苦氣寒。能降心火。故用法。又有異。得人參、則能補心肺。得芩連、則能泄心肺。得百合、則能斂心肺。得天冬、則能保心肺。此、剤、乃、心、肺、必、用、之、藥。與天冬治症不同。天冬補中有泄。麦冬泄中有補。苟二者並用。則補泄兼全。心肺交濟矣。凡用必要去心。不去心則生煩。此又其至要也。使地黃、車前、同五味、人參、名生脉散子、專補元氣。與地黃、阿膠、麻仁、能潤経益血。脉、復通心。行経、酒浸。

廿九

天冬味甘苦。氣平。性大寒。氣薄味厚。陰也。陽中之陰。無毒。入足少陰腎経手太陰肺経藥也。此剤涼而能補。入足少陰経。保肺降火。入手太陰経。
主益氣。止咳逆。療肺癰。定喘嗽。通腎氣。止煩渴。清吐衄。泄肺火。滋陰火。
補勞傷。壮氣加利小便。苦以散滞血。甘以助元氣。治熱之功。多元虛熱。
勝者。宜用之。若虛寒之人。則當禁止之也。使宜貝母、地黄、同参芪煎
服定虛喘。促神。加和姜蜜熬膏。破頑痰效剤。陳皮湯浸去寒滞之性。

三十

五味子　味酸。氣温。味厚氣輕。陰中微陽。無毒。入手太陰肺経。益肺生津。入
足少陰腎経、益精補腎。嘗觀咳逆虛勞、而精神失守、上氣喘急、而脉勢
空虛、此固津液之不能上升也。又有傷勞不足、而肢體羸瘦、虛氣上乘、
而自汗多来、此固津液之不能自守也。亦有陰虛火動、而精元耗散亡
陰亡陽、而厥逆脉脱、此固津液之不能内固也。嘗竊取五味生津之法、

與参芪用、將以養血生津。此生津之藥。故用而不棄也。雖在上入肺、在下入腎、入肺、有生津之理。入腎、有固精之功。殊不知津為濟渡之處。液所上升。乃、曰津、液。然而陽精足、則陽津溢。腎氣盛、則肺氣充。五味有生津之理。而實有益腎之功。故孫真人用生脉散。夏月調理元氣不足之人。意在是矣。茯苓使、惡萎蕤、

冊一

升麻 味甘苦。氣平。微寒。無毒。氣薄味厚。陽中之陰。陽明經引經之藥。太陰肺脾經升提藥也。主內傷元氣。脾胃虛敗。下陷至陰之分。或醉飽房勞。有傷陽氣。致陷至陰之中。二者之症不同、均之下陷者也。須升麻以提之。或嘔吐下痢、過傷脾胃。或小腹急疾作痛。或大小便後重窘迫。或湿熱鎮墜腰膝。或瘡腫下陷紫黑。或風寒發散無汗。亦、皆、元、氣、下、陷。邪氣

反盛之故。苟非升麻不能扶正驅邪也。此劑必提之藥、諸藥不能上行、惟升麻可以升之。觀其與石膏同治齒痛、意可見矣。古方又用補中益氣、升陽益胃、升陽除濕諸湯、亦可詳矣。細削如雞骨、色青綠者佳、發散生用、補中酒炒、止咳汗者蜜炒。得蔥白、白芷、石膏、類、治手足陽明經風邪。得參朮、芎藥類、治手足太陰經肌肉間熱。

卅二

藁本

藁本味辛苦。氣溫。氣厚味薄。陽也。無毒。入太陽經本經藥。主婦人疝瘕等症。或陰中腫痛。或腹中急疾。惟此劑能利下焦之濕。能除小腸之疝氣。故宜用之。或頭風頭痛、頭巔頂痛、或大寒犯腦、更連齒痛、惟此藥能清上焦之邪、能除膀胱之氣。亦宜投也。大抵藁本之劑。陽也。升也。在下之病可升。故入太陽小腸。在上之病可清。故入太陽膀胱。得白芷、作面

胋。同木香、辟霧露。畏青葙子、惡藺茹、

卅三

細辛 味甘辛。氣大温。無毒。氣厚味薄。陰也。少陽経藥、少陰経引経藥、主頭風腦痛。百節拘攣。風湿痺痛。又消死肌。破結血。治口臭。除鼻瘜。止目淚。療齒痛。散口瘡。温中氣。利九竅之聖藥也。吾嘗考之、此剤雖驅風逐冷、破氣除寒、固為至捷。然、開臓腑之寒、非佐姜桂不能開。破諸積之冷、非佐姜附不能破。除少陰頭痛、非佐獨活不能除。療諸経之風、非佐防風不能療。乃為至捷之藥、亦不能单行、獨立也。或用獨活為使、或佐曽青棗根、得帰芍牡本芎並甘草、療婦人血閉、神方。得決明魚胆羊肝、止迎風流淚、[illegible]衂。寒邪發在裏之表、合麻黄附子煎湯。水洗去土、及芦葉、惡狼毒、山茱萸、黄芪、 畏硝石、滑石、 反藜芦、 忌生菜、

卅四

連翹味苦。氣寒。微平。氣味俱薄。輕也。陽也。無毒。手少陽三焦、足少陽胆經、手陽明大腸、足陽明胃經、入手少陰心經藥也。主諸瘡瘍腫、未潰、發散。已潰、生肌。眼、症、驅風明目。散腫止痛、喉、症開結氣。去風熱。清痰下氣。或齦宣衄露。或舌腫破爛。或耳塞暴聾。或頭風頭腫。面腮作腫。或頭目昏眩。斑疹疰瘡。是、皆、風熱、之、症。連翹氣味輕揚。能、消、諸、經、之熱。並、宜、用之。吾聞用之之法。從荊防而治風熱。從芩連而治火熱。從大黃、而治燥熱。從蒼栢、而治濕熱。從歸芎而治血熱。從山梔、而治鬱熱。從黃連、而治煩熱。此輕揚之劑上行最多。夫耳、目、口、鼻、咽喉、齒、舌、等症。隨所從而用之。無有不驗也。

去梗、研碎、

卅五

澤瀉味甘鹹。氣寒。味厚。陰也。陰中微陽。無毒。入足太陽膀胱經、足手少陰腎经、主、通、下、焦。去、胞、中、之、垢。清、蓄、積、之、水。是故遺精夢泄、癃閉淋瀝、泄瀉自利、湿熱黄疸、寒湿脚氣陰汗湿痒、如三、焦、停水之、症。並、皆治之。何也、以其味甘鹹且厚。有、固、腎之、理。陰中微陽。有滋、陰、生、水之、功。然而與猪苓所治、則一、但所用不、全。盖猪苓之性燥。澤瀉之性潤。猪苓治水有損、元、氣。澤瀉治水能生、腎氣、古方两藥並用者、由。其性燥、而兼性潤有合、于中和。損氣又能生氣。是以元氣不為所害也。近世醫者補藥中用之、其理有在矣、形大而長尾有两岐者佳。去芦、酒浸、一宿晒乾、畏海蛤、文蛤、

玄胡索 味苦辛。氣温。無毒。入手太陰肺经、足太陰脾经、乃、破、血、之、要、藥。主産、后、諸、病。因血所為、或積聚而停結。或蘊蓄而污滯。或脹或滿。或癥或

痛。或月水不調、而腹中结塊。或崩中淋漓而漏下不止。或惡露上逆而

惡心眩暈。是、皆婦室血、分之、痛。必、以、此、剂、治之。又於男、子有可治之症、

然而心腹痛、小腹痛、暴腰痛、疝瘕痛、此、又血、分之、痛、也。亦俱可用之、用

之、法、尚如、欲其下、行、必以酒、製。欲其止、血當用醋炒。欲其破、血則當

生、用。欲其補、血則當炒、用。苟非血痛、用之無益、也。奚其宜。酒煮或醋煮好、

地榆

味甘苦酸。氣微寒。味厚氣薄。陰也。無毒。治下、焦、血、分、濕、熱之、藥。崩漏

下血、濁血帶血、腸風痔血、或下痢日久、而去血不止。或經水無期、而乍

往乍來。或産后血虚、而惡露不盡。或下焦積熱、而痔漏脱肛。是、皆濕熱

之、症。非、沉寒之、氣。不、能、清、濕、中、之、熱。非、苦、寒之、味。不、能、斂、下、焦之、血。非

陰、寒之、性。不、能、利、下、焦、之、濕。所、以、必、用、地、榆、也。然施治之法、抑又異焉、

與歸芎用、歛血甚速。與歸朮用、實脾有餘。與歸連用、清熱不已。與歸苓用、治湿有功。與歸萸用、止血中之痛。與歸姜用、温中而益血。歸經善用者。當自得也。去芦。悪麦冬、去鬚、良大抵酸歛寒收之劑、得補則安。得寒則凝。得温則暖而益血歸經也。

漢防己 味辛苦。氣平寒、陰也。雖通十二經、善治下焦。自腰以下至足之風湿。凡用之藥也。能除風水之氣、山嵐瘴氣、寒熱邪氣、湿熱脚氣、拘攣風氣、喘嗽肺氣、肢滿結氣、瘡疥毒氣、皆風湿之所致。並能治之。予嘗詳其用法。若腿足腫痛、腰膝須墜、湿也。凡兼燥湿之劑以用之。若四肢攣急、口眼喎斜、風也。凡兼驅風之劑以用之。外此而用單行、宜用酒磨。如車輪黄實而香者佳。出華州。酒洗、去皮。治肺、生用。雷公以車前根同蒸、去車前用。

卅九

常山味辛氣寒無毒治瘧之神劑夫瘧者痰瘧也古人謂無痰不成瘧常山能開胸中火結痰涎之氣者也故凡湿瘧寒熱往來蠱毒脹氣洒淅惡寒皆是風寒不清痰結脾家之瘧用此開痰之劑治之無有不効並得甘草用之尤妙但氣體久病之人慎不可用蓋其開痰甚速使用之不當令人大吐故曰悞用常山損壽一紀其可輕乎 形如雞骨者佳生用令人大吐酒浸一日蒸或炒或醋浸煮熟則善化痰而不吐

四十

龍膽草味温濇氣大寒氣味俱厚陽也無毒主益肝胆止驚惕去目脹去腐肉治黄疸利湿腫清胃熱是以用治上焦之瘧以酒洗之治下焦之瘧生用之佐柴胡以之治目佐黄栢以之治湿佐帰芎以之治肝益胆佐苓朮以之除胃中伏火但空腹勿餌令人溺之不禁者也 銅刀刮

去髮土、甘草水浸一宿、晒乾、虗人、酒炒黑。貫衆為使、悪地黄、

四一　玄參味苦寒。氣微温。無毒。足少陰腎経君藥、主清上焦之氣。肅清不濁。故治咽痛喉啞、或腮腫喉痺、或舌强乳蛾、或頭重有痰、或咽膈不利、或陰虚火動、咳嗽無痰、或腎虚骨蒸、勞热潮热皆有餘不足之症、俱可治之、秘用家法、有餘之症、以芩連配之、不足之症、以參芩配之、上焦之火、以知芪配之。大抵玄參之制、性雖軽清而體質甚濁、清則上升、濁則下降、所以治症有升上降下之神効。吾見造香之家合香料、以玄參為君、其香甚美、盖由玄參有管領諸氣上行之妙、清而不濁、既结氤氲馥郁之氣、聚而不散、反流香於下、肅清於人、寧不謂澄清上焦之氣而降下膈之火乎。　水洗、酒蒸。悪乾姜、黄芪、大棗、山萸肉、極忌銅鉄。

四二

苦參味苦。氣寒。純陽無毒。手足陽明経之藥。主治大風有功。凡一切風癬疥瘡。或厲風、而眉髮盡落。或癩風、而眉煉丹流。或時瘡而腫塊破爛。或皮燥而抓痒風屑。是、皆、風、熱、之、症。惟苦參可以治之。又有腸風下痢。腸澼泄血。積聚黃疸。瀝淋尿血。是、皆、湿、熱、之、症。惟苦參苦寒可以療之。大抵苦參之祢、苦可以除熱。寒可以涼血也。雖治風有功。殊不、知、熱、勝、則生、風。治湿有効。殊不、知、湿、勝、則、生、熱。然則東南之人、皆、是、湿、生、熱、熱、生、風。風、勝、則、下、血。熱、勝、則、生、瘡。此理之必、然。非此其何能治之。糯米泔浸一宿。蒸三時久、晒乾、少入湯藥、多作丸服、醇酒炒至烟盡為度。玄參使、悪貝母、兎絲子、反藜蘆、

四三

紅花味辛甘苦。氣温。陰中之陽。無毒。和、血、破、血、之、藥。主、産、後、百、病。或煩或

暈、或惡露搶心、臍腹絞痛、或胎衣不下、子死腹中、或瀝漿難產、而蹻躍不下。是皆產後等症、非紅花不能破血以治之。又有老人虛人閉結、而大便不行。或跌蹼損傷、而氣血鬱積。或經閉不通、而寒熱交作。或瘡毒腫脹、而潰痛難安。或月水不調、而過期紫黑。是皆血虛不和之症、非紅花不能調治。大抵此劑、得歸芎用、則能和血而養血。得歸芎用、則能和血而生血。得蘇木、則能和血而破血。得稜朮、則能破血而行血。得地榆、則能歛血而生血。得薑桂、則能行血而散血。乃血家之要藥。凡用須酒洗之也。宜搓碎用。

四四

三稜　味苦辛。氣溫。無毒。陰中之陽。血中氣藥也。蓋血隨行氣、氣聚而血不流、則生氣結之患。惟三稜辛苦之劑、能破血中之氣。若積若瘀若結稜若痞塊滯於脅臑、鬱结不散、致使心腹攻痛、上下無時、或瘕或淋或癃閉、或便泄、蘊蓄下焦、致使痛引小腹、急疾不利、非破氣之藥、不能通。惟三稜可以治之。大抵此劑開结而至裂。破滯而不辭。有斬關奪將之功。元虛之人忌用之。雖用炮製、大傷正氣、非氣盛血實之人、不可用也。陳醋煮熟。剉焙乾。或火炮用。

四五

天麻味辛甘。氣温。無毒。主頭風頭痛。諸風濕痺。四肢拘攣。小兒驚風。大人癎痓等症。大抵此劑、强筋力、利膝腰、通血脉、去肢滿、開九竅、利週身、療癰腫之神藥。衍義云、凡用天麻、必用别藥相佐使、然後見功効。多用之宜。堅实者佳。凡使多用。更以他藥佐之。

四六

南星味苦辛。氣平。有毒。主中風口眼喎斜。風疾麻痺不仁。氣结瘿核堅積。

諸瘡初起紅腫、跌損久滞瘀血、痰涎壅結不利、氣結停聚関膈、唯此剤苦辛大能破散風痰氣結、而爲必用之藥。與半夏同用。半夏氣辛而且守。南星氣辛而不存。半夏之性燥而不潤。南星之性燥而且急。無虛者必用可也。古云以牛胆製南星。名之曰膽星。蓋星被胆所制、則苦寒之性不燥、又胆有益肝鎮驚之功、使驚風驚痰、虛火虛痰、並可治矣。吾嘗論之、南星治痰、可治、有餘。膽星治痰、可治、不足。如元本氣盛之人、而遇風痰氣盛之症、非南星不能散。如元虛氣弱之人、而遇驚痰虛嗽之症、非胆星莫能療。施治宜審之。臘月置水中凍去燥性、入灰火中炮製、去皮爲粗末、以生胆汁拌匀、再入胆中陰乾用、或以姜汁白礬煮至中心無白點。亦好。

急附子乾姜生姜、

四七 秦艽味苦辛。氣平微温。無毒。陰中之陽、手陽明経大、腸藥也。主風寒湿氣合而爲痺。肢節疼痛。遍身拘攣。五疸湿熱。一身盡痛。腸風臓毒。痔漏脫肛、並、皆治之。蓋辛所以入陽明、苦所以利大腸、苟以酒洗之、酒助其力、則風痹可以驅風。寒痹可以温寒。湿痹可以利湿。乃、風、寒、湿、痹之、神、藥。也。雖辛温之劑、行陽明経、潤、燥之藥。羅紋者佳。水洗去土、菖蒲爲使。

四八 遠志 味苦。氣温。無毒。心、腎二、経藥也。主治咳逆。補不足。除邪氣。利九竅。益智慧。聰耳目。強志力。利丈夫。定心氣。止驚悸。並精髓。壯元陽。下膈氣。止夢遺之神藥。葉名小草、所治皆同。雖不及乎遠志。而有補陰益精之功。大要相當也。用法△遠志補乎陽。小草補乎陰。遠志利於氣。小草益乎氣。本草云、根升梢降、此之謂歟。先用甘草黑豆水煮去骨。後用姜汁炒。

四九 乾山藥

味甘。氣温。無毒。入足太陰脾经、足陽明胃经、復入手太陰肺经、益肺之不足。入足少陰腎经、澁精滑泄。上治肺氣。下治腰膝。中能補氣。益氣。開通心孔。潤澤皮毛。或傷中羸弱。寒热交作。或陰虛、咳嗽。有、聲無痰。或泄痢久而不止。或驚悸恍忽不寧。或遺精濁帶淋漓。用此剂涼而能補。吾家秘法、治脾之症、同參术以用之。治心之症、同參苓以用之。治肺之症、同參麦以用之。治腎之症、同參柏以用之。此乃臣使之藥。當用於平補之剂。無毒可以常服。使能以乳製尤妙。

五十 破故紙

味苦辛。氣大温。無毒。入足、少陰腎经、藥也。主五劳七傷。陽虛腎冷。精道不固。驚然流出。或體虛風襲。四肢疼痛。或精髓傷敗。陰虛無力。或腎虛久冷。小便頻多。或陰囊湿痒。陰汗如水。當以塩、酒、炒。令香熟。研细用使鹹入腎経酒行陽道、香則通氣、熟則温補、治無不驗也。酒浸一宿、瀝去用、水浸三宿、蒸三時久、日乾、緊急微炒。止瀉麪炒。補腎、以麻子仁炒。忌甘草、忌羊肉、又名補骨脂、

五一

何首烏味苦濇。氣平。微温。無毒。乃足太陰脾経、足少陰腎経藥。主消瘰腫、黒鬚髮、悦顔色、壮精神、長筋骨、添精髓、健腰膝、延年不老、令人有子、益苦濇、固能滋。陰益。血甘温、亦能壮。陽補。氣。色有二種、赤為陽、白為陰、其莖遇夜交合、稟天地精華結成、或者名曰夜合、又名曰夜交藤、凡用拌黒小豆、酒蒸曝晒、以竹刀去麄皮、忌鉄、用米泔浸経宿、晒乾、搗碎、茯苓為使、忌猪肉。蘿蔔。得牛、膝下、行。

五二

葳靈仙味苦。氣温。無毒。主風湿冷氣。通十二経之藥。治大風皮膚痛痒、去

腹內冷結滯氣、除臟腑積聚痃癖、利膀胱宿積惡水、大抵此劑、能直行臟腑、通利腰膝之聖藥。其性走而不守。若多服、疏人、真氣。虛、者、禁用酒洗、忌茶、併麵、單方△骨梗喉嚨。爲末。酒調服效。

五三

牛膝 味苦酸。氣平。無毒。入足少陰腎經藥也。主寒濕痿痺四肢拘攣、不可屈伸、或腎經空虛、而腰膝軟弱。或精氣不足、而滑遺夢泄。或下焦濕熱、而脚氣腿腫。或產後去血、而不時眩暈。或陰虛不足、而精髓枯竭。是皆腎經不足之症△惟牛膝可以補之。又逐瘀血。通經脉。破癥瘕。除積聚。治乳癰。消腫毒。理內傷。續筋骨。是皆氣盛、血實之症△惟牛膝可以破之。大抵此劑、川淮者補。土產者破。川淮者所本大厚、肥而且長。土產者所本淺薄、短而且細。欲其補腎益髓、當用川淮。欲其破血行氣、當用土產。二

者隨症施治。長大柔潤者佳。酒洗用。　惡鼈甲、白前。　忌[illegible]肉　川

產者治風。浸酒良。

蒲黃

蒲黃味甘，氣平，無毒。血分之藥。主諸家失血。或吐血、衄血、或溺血、便血、崩漏下血、或跌蹼損傷、腸風下血、或腫毒出血、皆血家之症。候惟蒲黃可以治之。大抵此劑清膀胱之源，利小腸之氣。如血之上行，可以清之；血之下行，用以利之。血之瘀，可以行之；血之積，可以除之；血之閉，可以破之；血之行，可以止之。凡藥之性，可行不可止，可止不可行。今蒲黃則行止兼全者，何哉？吾聞生則利，熟則補；生則行，熟則止。所以破血之劑，又宜用之生；止血之劑，又宜用炒熟。生則篩過如麵，嫩黃則易破也。熟則炒過如煤，存性則易止也。若蒲萼粗末赤色者，須用炒，如麵細嫩黃者宜

生用、製法隔紙炒黄、蒸半日焙乾、熟、用止血補血。生、用破血消腫。去心腹膀胱之热。利小水、通経脉、破瘀血、婦人月候不匀、血氣心腹痛、血症併講審用。

五五

續斷味苦辛。氣微温。無毒。調、氣和、血之、藥。主、内傷。補、不、足。調、血脉。治金瘡。續筋骨。療腰痛。散諸血。縮小便。止夢遺。暖子宫。益關節。乃婦人產前、產、后之、要藥、或臨時難產、之内有傷、必以續斷治之、正、所謂、斷者、有、以續也。故接骨之制、以續斷為先。内傷之症、以續斷為補。大凡所斷之血脉、非此不能善續也。名曰續斷。其名以義取欤。出川中皮黄皺節之有烟塵者（起）佳、酒浸焙乾、地黄使、悪雷丸、

五六

益母草味辛甘。氣微温。無毒。乃行、血、養、血之、要、藥。吾見婦人臨產時氣有

五七

不順則迫血妄行或逆於上、或崩於下、或橫生不順、或子死腹中、或胎衣不下、或惡露搶心、或血脹血暈、或瀝漿難產、或嘔吐惡心、或煩擾頭眩、皆產後危急之症、惟益母草能治之。又瘡腫科以之消諸惡毒、及治疔腫癰疽、以其養血行血也。眼科以之明目益精、及治頭風眼痛赤腫、以其養血和血也。大抵此劑行血而不傷新血、是以治血之功大、養血而不滯、療血是以和血之功多、誠血家之聖藥。臨產當以酒製煎服之、忌鐵。一名茺蔚子、紫花方莖、俗名野天麻、五月採、陰乾、磨爲細末、煉蜜爲丸、如彈子大、每服一丸、用熱酒加童便化下、兼氣者、木香湯化下。或只用末、每服二錢、或酒童便調下、此婦人之仙藥也。

肉蓯蓉味甘酸鹹。氣微溫、無毒。補腎之藥、主五勞七傷、陰虛不足、情慾斷

衰以致羸弱、或玉莖中寒、而内熱交作、或陽道虛衰、而陰氣不舉、或宮
髓虛弱、而腰膝無力、或崩漏帶下、而氣血空虛、皆腎氣不足、命門大動
之症、悉此治之、無有不驗○大抵蓯蓉乃溫經之藥○凡男子絶陽不興、蓯
蓉可以興陽○女子絶陰不產、蓯蓉可以生產○此峻補之劑、有益精養血
之功○不爲固精之物○有强陰壯陽之理○酒製洗去浮甲爲妙、酒浸一宿
刷去浮甲、及中心白膜、如竹絲草樣、不爾、令人上氣不散○酒蒸或酥塗炙亦可

五八、車前子　味甘酸○氣寒○無毒○主淋瀝癃閉不通、小便赤白渾濁、陰莖内腫脹
痛、精道之虛暴令、大抵此劑與茯苓同功○但此藥通利不驟○去濁澄清○
溫經有益○補藥中常用之○令人强陰有子○眼藥中用之、治人目赤腫痛○
痢、疾用之、使之通徹小水○溫脾用之、與人利水行氣○有速應之功○宜炒

熟、研細。葉、尾上灘乾。子署炒、搗碎。

五九

紫菀味苦辛。氣溫。無毒。主咳逆上氣、胸中結氣、肺経虛氣、喘促、疾氣小兒驚氣凡、各熱、心、肺之、痞△血、疾、咳、嗽不、通、非此不能治。然此雖治嗽之藥。而與他藥不同。蓋此藥能行氣養血。治嗽之中。有益於血疾之痞。善治者于血家之藥而兼佐之、可也。去芦蚕水浸一宿、焙乾、治久、嗽不、止、用紫菀、款冬、花各一兩、百部五錢、共為末、生姜烏梅煎湯、每服下三錢、即愈、款冬花使、惡天雄、瞿麦、雷丸、遠志、畏茵陳、

六十

官桂味甘辛。氣大熱。有毒。入足少陰腎経、能補腎溫中。陽中之陽。治小腹纏痛、四肢厥逆、助陽益陰、行血歛汗、破、積、墮、胎。逐、冷、同、陽之、神、藥。然有三用、體薄者謂官桂△體厚者謂肉桂△桂枝幹而體微薄者謂桂枝△三、者、所

用不同。官桂旁達四肢。横直往於手臂。足膝冷痛。非此不能行氣以通血。或惡露不行。上攻心胸。或癥瘇已潰未潰。護心托裏。或跌蹼損傷。破血去積。非此不能行血以通氣。至肉桂者乃温中之藥。若陰虛不足。而亡陽厥逆。若心腹腰痛。而吐痢泄瀉。若心腎久虛。而痼冷怯寒。無此不能温中以回陽。若桂枝則可以實表。可以助汗。如傷風症未表而汗行。此表虛也。若有汗則亡陽矣。凡用甘辛之藥。实表而托邪之出。使寒去而汗斂也。非謂此劑可以实表而斂汗。至若衍汗盗汗之症。槩與之則又取其禍矣。大抵桂枝爲猛厲之藥。其性最烈。不可多取。古方配二陳湯用。則行氣之功大。配四物湯用。則行血之功速也。肉桂色紫而厚者佳。刮去粗皮忌葱。

官桂比桂枝稍厚。

桂枝乃細薄而嫩者是。

六一

桂心 治九種心氣。肉桂刮去粗皮、謂之桂心、

青皮 味苦酸。氣微寒。入足厥陰肝經、伐肝平木。入足太陰脾經、安脾助胃。主腹痛忘疾。脇痛嘔吐。疝痛弦氣。或肝火盛、而眼痛赤腫。或怒氣鬱而胸脇脹滿或痰涎不利、而七情内結。得此之症、皆由肝木之邪盛、脾土之氣衰、土被木尅、木来侮土之意、用青皮之苦酸、以酸入肝、以苦入心、又有微寒之氣、止痛開結、而引入厥陰、以伐肝平木、又烏有脾土之氣衰而肝木之邪盛、土被木尅之患也、去穰用、消積。定痛。用醋炒。

六二

厚朴 味苦。氣温。性辛。入足太陰脾經、健脾理氣。入足陽明胃經、通腸行胃。乃開中之要藥。是以氣滞於中、鬱而不散。食積於胃、羈而不行。非厚朴之辛温、不能條達以舒暢。或濕積而不燥、或痰疾而不清、又見辛可以

燥濕。苦可以清痰也。氣之弗能上者，辛則益氣而上。氣之不能下者，苦則泄氣而下。此所謂中鬪之藥也。秘用之法：蒼术同用，健脾寬中。夏朴同用，燥濕清痰。草朴同用，和脾健胃。只朴同用，下氣寬腸。藕朴同用，發散邪氣。桂朴同用，驅寒溫中。查朴同用，清氣消食。萸朴同用，行濕燥陰。此非粗閑雜藥，亦非猛厲有傷於氣也。實有理氣行氣之功。但氣之盛者用無不驗。氣之弱者，宜少用之。本草云朴樹最高，多為鵠鳥宿，糞毒狼藉，宜去粗皮，姜汁炒用。肉厚色紫者佳。入湯藥，姜汁炒；入丸藥，醋炒，或酥炙。乾姜使。惡澤瀉、寒水石、硝石，忌豆。

六三 茯苓

味甘淡。氣平。陽也。無毒。入足太陰脾經，復入足太陽膀胱、手少陰心經。堅固榮衛，或利陰陽，疏通滲泄，利水实脾，化膀胱之源，寧心腎之氣。

故鎮驚定心、非茯苓不能除。清血化氣、非茯苓不能療。若健脾之劑、多用茯苓。盖脾喜燥而悪湿。茯苓淡泄以实脾。鎮驚之劑、亦用茯苓。鷩乃氣之虚。茯苓氣之实。又借氣之實、而壮氣之虚也。膀胱湿热不清。水道蕴蓄不利。茯苓能清化源。而臟腑癥瘕積聚。小便淋瀝癃閉。茯苓能清血化氣也。本草云、氣虚之人。不可用。因其淡滲。有泄下也。自汗之症。不可用。因其發汗。不可利小便也。又云、茯苓生、津液殊不知津為濟渡處、液之往来、乃曰津液、茯苓生津、因其利竅、利水、而活動其液、非若人参真能生津也。元虚之人。宜忌之。故産后禁用焉。去粗皮、杵末、水飛浮去膜、晒乾、免致損目。悪白蔹、壮蒙、地榆、雄黄、秦艽、亀甲、忌醋、及酸物。

六四

木香

木香味苦辛。氣微温。無毒。入足陽明胃経、能和胃氣、入足厥陰肝経、能行肝氣。入手太陰肺經、能泄肺氣。陰中微陽。性走而不存。非若吳茱之存守者也。惟其性走、治兩脇作痛而氣閉咳嗽。或陰疝弦急、攻引小腹、或小腹急脹、痛、引睾丸。或胸脹鬱結、嘔、逆、惡心。或吐痢泄瀉。癥、瘕、積聚。或積痢疾腹痛、後、重、赤白。皆太陰厥陰之症。用木香治之最妙。吾嘗香茱（吳茱萸）同用、止腹痛最佳。香藿同用、去嘔逆為美。香砂同用、開鬱（結）寒邪。香連同用、止下痢食積。此脾胃肝肺清寒理氣之藥。治不可缺。又云木香之劑、其性香燥。非寒濕之症、亦不可過用也。形如枯骨、油油重者良。行氣生磨服。止瀉、实大腸、濕紙包灰火煨用。一種兩木香、止痢腹痛尤妙。

六五　山枝子　味苦。氣寒。味薄。陰中之陽。無毒。入手太陰肺経、能泄肺火。入手陽明大腸、兼泄大腸火。入手太陽小腸、通利膀胱、能屈曲下行、泄火從小便出。蓋山栀之性、可升、可降、氣味雖苦寒、而性亦輕清、所以三焦浮遊之火、六鬱氣結之火、皆可清也。假如頭皮骨痛、腮頰腫、或牙痛、喉閉、或衄血、鼻紅、或頭皮肉内、及耳後跳扯不止、或心煩鬱結、欲吐不吐、或五疸濕熱而蘊蓄不利、或氣鬱壅塞而關膈不清、或嘔噦惡心而吞吐酸苦、或肉肭筋骨而壅滯氣血、或小腹急疾而小便不利、或大便乾燥而熱結不通、或小腹癃閉而淋濁腹滿、此皆濕熱之症所致也。惟山栀利濕、清熱、而屈曲下行、焉秘用之法、氣鬱以動火、用之開鬱以降火、火鬱以下氣、用之降火以清氣、濕鬱以生熱、用之清熱以利濕、痰鬱以生喘、用之定喘以下痰、熱鬱以作煩、用之清熱以除煩、血鬱以作痛、用之止痛以破血。大抵山栀之剤、治火之功、得効最速、若虛火之人、飲食不納須炒黑用之可也。鬱煩之症，嘔逆不受，須姜汁炒之可也。除此外宜生用之。用仁去心胸热，連皮去肌表热，尋常生用。虚火童便炒七次至黑，或酒炒七輪者佳。

六六　黄柏味苦微辛。氣寒。陰中之陽降也。無毒。入足少陰腎経。泄腎経之火。復入足太陽膀胱。清下焦之湿。須用鹽酒炒之。凡湿热不清，或腿足沉重，步履艰难，腰膝疼痛，用此能清湿热。凡陰火攻冲，或骨蒸劳热，小腹作痛，用此滋陰火也。若諸瘡疚斂，黄柏有長肉之功。諸瘡疼痛，黄柏有止痛之驗。皆因泄陰中之火，以調血中之氣。是以陰虚不足，痿痺不行，非此不能濟陰以健步。龍雷之火，妄動於中，非此不能降火以益陰。又如下焦之火，攻冲胃脘，噦氣蛔虫吐出，是皆湿之所致。吾見黄柏可以清之。

六七

小便黄赤、大便乾燥、亦皆内热藴蓄。黄柏可以除之。吾家秘法因其味苦、以之利下焦之湿。因其氣寒以之降下焦之火。設或血分之痛、用之酒炒固妙。骨間之痛、用之盐製者神。湿热不清、而周身攻痛。癱瘓痿痓、而動难俛仰。以此剂微炒可也。小腹急疾、而癃閉淋瀝。下焦藴湿、而小便带濁。以此剂生用可也。脚氣攻冲、而嘔逆悪心。陰虚火戲、而火起手足。以此剂盐酒炒令褐色、莫可加也。治者識之。銅刀刮去粗皮、生蜜水浸半日、取出炙乾、再塗蜜慢火炙、每两炙盡生蜜六錢為度、入下部盐酒炒。火盛童便浸蒸。

悪乾漆、

桑白皮 味甘辛。氣温。無毒。入手太陰肺经、泄肺之藥。故咳嗽痰喘、肺氣上逆。非此不能泄肺以平逆。肺脹腹滿、水道不利、非此不能行氣以利水。

若吐血勞虛客熱往來此剤甘辛可以清熱而治勞陰虛火動上乘肺
金此剤辛寒可以泄肺而治火七情傷中六淫羸瘦此剤甘寒可以補
肺而治羸又曰桑白皮蜜炙而能殺蟲以蟲見蜜之甘而食之殊不知
泄肺之藥而損其蟲也桑皮可以治金瘡者謂皮作線而縫瘡是線有
益於瘡也大抵為治勞之症覌其護血之藥治瘡有功則治勞之意明
矣為治風之嗽觀其甘寒之剤泄肺有功則治風之理明矣吾嘗考桑
之一物有六用桑虫攻毒甚効桑葉止汗尤奇桑根皮又能破癥瘕積
聚桑椹能染髭髮轉黑桑枝能去風湿痛痒桑汁能去鵞口舌瘡此為
最美之物而疏通血氣之藥所以桑寄生亦治風寒湿之聖藥凡用去
外粗皮蜜炙露皮者不可用東行者佳銅刀刮去皮勿令皮上涎落利

水、生用，咳、嗽，釜炙，或炒。續斷、麻子、桂心為使，忌鉛與鉄。

六八 吴茱萸味苦辛，性大热，氣温，氣味俱厚，陽中陰也，有毒，入足太陰脾經，温中快氣，入足少陰腎經，逐冷散寒，入足厥陰肝經，除下焦之濕，攻至陰之寒，性存而不走也。是以大腹、小腹、少腹、陰寒之症，或嘔逆惡心，而吞酸吐酸，或心脾鬱結而脹滿逆食，或痃癖弦氣而攻引小腹，或泄瀉瘧痢、而腰痛胃冷，或閉隔積聚，而隔食隔氣，或嘔噎短氣，而逆食不下，或生冷傷脾，而嘔吐厥逆，或脚氣冲心，而嘔噦酸水，或霍亂轉筋，而心腹绞痛，是皆心、脾、肝經之症，惟吴茱萸並皆治之。大抵此劑為陽中之陰，治痛甚撓，但痛久而火動於中，稍加黄連為妙。予竊先賢之法，中脘痛者，非生姜不能治；臍腹痛者，非乾姜不能除；小腹、少腹痛者，非吴茱萸不能療。可見吳茱萸陰中至陰之藥。如寒在肝脾。治不可缺。凡用、滚湯浸去苦汁六七次、然後用塩、水、或黄連、水炒。蓼实使、悪丹参、

六九　烏藥

味苦辛。氣大温。無毒。氣中血藥也。主風氣週身、頑麻瘙痒、痿痃痺厥、或風寒湿熱、各氣所移、身重體疼、寒熱交作。或癥瘕積聚、血閉不行。或鬱结脹滿、表裏壅塞。或胎前産后、而血氣不利。或風湿流注、而腫毒未潰。用此大温之劑、又能行氣、中之血。吾嘗以之治風、使順氣疏風。則風自除。以之治寒、使温中清寒。則寒自解。以之治湿、使驅風燥湿。則湿自清。以之治氣、使散氣開鬱。則氣自和。以之治血、則氣順血行。而血自平。此治風、寒、湿、氣、血之要藥。大抵此劑、治一切氣。除一切寒。散一切冷。調一切血。婦人經経、非此不行。小兒諸虫、非此不去。大人諸痛、非此不除。

如磨水用之、治猫犬百病。去[illegible]、略炒。盖去中心正根者、單用旁邊

七十

杜仲味辛甘。氣平温。氣味俱薄、陽也。無毒。主下、焦、之藥。通腰膝、止便溺、强筋骨、堅脚弱、壯陰虚、益精髓、滋化源、除湿痺痿、燥陰湿、凡下焦之虚、無此不補。下焦之湿、無此不利。腰膝之痛、無此不除。痠痛之足、無此不去。秘傳用法。去湿以姜汁拌炒。補腎虚以塩水拌炒。益精、壯陽以塩酒拌炒。堅强筋骨。以酥炙去絲。若俱製之。以去絲為度。刮去粗皮、酥蜜塗炙、或姜汁亦可。　悪蟬蛻、玄参、

七一

砂仁味辛苦。氣温。無毒。入足太陰脾经、行脾氣。入足陽明胃经、和胃氣。治氣之美剂。夫氣有虚实。砂仁治实、而不治虚。然安胎之剂、又佐以砂仁、何也。盖此乃臣使之藥。得参歸可以安胎。定痛順氣。得木香可以和胃

行肝。得人参益智、可以行脾氣。得黄栢茯苓、可以行腎氣。得白豆蔻、可以行肺氣。得白赤脂、可以行大小腸氣。大抵此劑、調冷氣、散結氣、破滞氣、清脾氣、温中氣、和胃氣、行肝氣、安胎氣、此治氣聖藥。所以同木香用治氣尤速。和皮慢火燒令香、剥去皮、取仁搗碎用

七二

藿香味甘、氣微温、陽也。無毒。入足太陰脾経、健脾開胃。入手太陰肺経温中快氣。此中州也脾経至要之藥。故嘔吐悪心、自利泄瀉、飲食不入、或食入反出、或揮霍変亂、而不吐不泄。或心腹鬱結而積聚疼痛。或脹満蠱毒、而不氣風瘴。或山嵐瘴氣、而似瘧非瘧。或湿热不清、而吐酸呑酸。或上焦蘊熱、而口臭舌爛。皆脾肺之症。非藿香莫能治。大抵藿香專治脾肺。是以古方用法、入烏藥順氣、則能理肺。入黄芪四君湯、則能理脾。

其意可見矣。水洗、去土梗、用葉、

七三 益智

仁味平。氣溫無毒。和、中、暖、胃、之藥。入手足太陰少陰經、主治心腎脾（肺）脾之藥。凡嘔吐食利。中氣不清。皆因脾胃受寒。遺精虛漏。淋帶赤白。皆因腎氣虛冷。或小便遺溺。皆心氣不足。或涕唾稠粘。皆肺氣不和。用此。劑。調。攝。君。相之火。健理脾胃之氣。若寒、則溫之。虛、則補之。滑、則澀之。滯則和之。此中、和、藥也。入益妙、兼補劑用、更佳。去皮用、

七四 檳郎

味辛。氣溫。味厚氣薄。陰中陽也。無毒。主治諸氣、逐水氣、破滯氣、祛瘴氣、解惡氣、除毒氣、開結氣、墜痰氣、去積氣、治穀氣、散癭氣、治脚氣、殺虫氣、通上氣、寬中氣、泄下氣、又如巔頂至高之氣不清、下焦後重之氣不利、檳郎並皆治之、此劑、治、氣、甚、妙。而、亦、多、傷、元、氣。墜諸藥於極下者、是。

以有餘之氣可用而不足之氣禁之必臨症斟酌之可也尖長有紫文者檳其力小員平而矮者椰其力大今不復分但取正穩中实如錦紋者佳勿剉去底细切急治生用经火則無力後治略炒或醋煮過亦可

七五 草果

草果味辛氣温無毒入足太陰脾经治脾之要藥盖脾喜燥而悪湿草果辛温能散湿也吾見湿鬱於中胸滿腹脹湿積於胃吞酸吐酸湿積於脾嘔吐悪心湿蒸於中黄疸黄汗皆湿之為症惟草果可治之又有元本不足而感山嵐瘴氣或空腹早行遇烟霧殺厲之氣或避暑受凉而為瘧痢脾寒或中寒感寒而腹痛吐痢或受四時疫氣而為湿瘟風瘟或食瓜桃生冷而為痰涎積聚皆湿之為症惟草果並可治之大抵草果味辛辛能散湿氣温温能勝湿治湿之功甚大而治湿之効甚速其

性烈也。若元虛不足之人。禁用之。去內外殼、取仁、或用麵包煨熟、

七六

山茱萸 味酸澁。氣平、微溫、無毒。入足厥陰肝經、能補肝明目。入足少陰腎經、能補腎滋陰。主女人月水不調。老人小水不節。男子陰道不興。女子陰氣痿弱。盖此藥能添精髓。溫中助寒。堅骨强志。益腰壯膝故也。然用之之法。不可不辨。山茱之肉、可以秘精。山茱之核、可以滑精。用者必畱肉去核也。酒浸去核、每斤取皮肉四兩、慢火焙乾。蓼实使、惡桔梗、防風、防已、

七七

酸棗仁 味酸。氣平。無毒。五臟安、和之、藥何也。酸入肝而斂血。亦入心而斂氣。若心虛不足。驚悸怔忡。精神失守。非棗仁不能斂氣以壯志。或自汗盜汗。腠理不密。非棗仁不能斂心以止汗。又有肺氣不足。或有痰無痰。脾氣不足。或肉瞤筋惕。胆氣不足。或振悸不眠。腎氣不足。或遺精夢泄。

皆五臟失漏之症，得棗仁之酸安平氣血，斂而不驟。至如佐使之法，與歸參用，可以斂心；與歸芎用，可以斂汗；與歸术用，可以斂脾；與歸麦用，可以斂肺；與歸栢用，可以斂腎；與歸苓用，可以斂腸胃膀胱；與歸芪用，可以斂氣而灌溉榮衛；與歸芎用，可以斂血而榮養真陰。皆平補之藥，合中和而用之可也。其製法須炒熟為末入藥用。古方治胆又妙，胆氣空虛而不得眠，炒用可也；胆熱有餘而多眠，生用可也。睡多生用，不睡炒熟。再蒸半日，去皮研碎用。惡防已。

七八

丹皮味辛苦，氣寒，陰中微陽，無毒。入手厥陰心包络、足少陰腎经，乃血分之氣藥。治一切冷熱血氣，女子经脉不通，及產后惡血不止，大人積血，吐血、瘀血、跌撲損血，並可治之。蓋丹皮其氣香，香所以通氣而行血，其味苦、所以止血而行血。其氣寒、以養血而生血。其味辛、所以推陳而致新。用治之法、同歸芎、治陰中之火。同歸芎、治產后諸疾。同苓連、涼血止血。同稜朮、行血破血。同柴苓、治無汗骨蒸。同知貝、治鷩癇鬱熱。同官桂、排膿定痛。同紅花、調經順脈。此血中氣藥。調和而血自和。養血則氣自安也。 鋼刀劈去骨、陰乾、酒拌蒸三時、晒乾用。畏兎系子、忌蒜。

七九

大腹皮

味辛、氣微溫、無毒。寬中利氣之藥。主一切冷熱之氣上攻心腹、或大腸壅滯之氣、大便不利、或關膈痰飲之氣阻塞不通。此劑能疏通下泄、為暢遺腸胃之劑。又曰、有安胎之說。然腹皮既為暢遺之藥、有損氣之論。何以能安其胎乎。殊不知氣太盛則胎氣不安。腹皮有下氣之功。氣下則胎自寬。所以能安胎也。又云、有健脾開胃之理。夫腹皮既為下氣之藥。又何以益於脾胃耶。蓋有餘之氣下。則中氣自寬。飲食可進。所以氣下而脾自益。胃自開也。然元虛之人宜忌。（先以酒洗後以豆汁拌火焙赤用）

八十 猪苓味甘苦。氣淡平。無毒。入足太陽膀胱經。能清化源。入足少陰腎經。能利水道。治水之聖藥。凡泄瀉不利。穀道不實。或小腹急脹。小便不利。或四肢氣怯。上下浮腫。或濕熱不清。脚氣腰酸。或黃疸水腫。怠惰嗜臥。或或山嵐瘴氣。吐利並作。惟猪苓行水而治水。滲泄而不驟。其性大躁多。服則亡津液。以行水之功盛也。但腎虛者勿用。（肉白而實者佳銅刀刮去黑皮微焙乾用）

八一 木通味辛、甘。氣平。味薄。性走。陽也。無毒。入手太陽小腸。通徹小水。復入手少陰心經。寧心定志。此輕清之藥。主治癇驚。去邪惡。利九竅。除鬱結。又治五淋。通血脉。定煩噪。散堅結。消癰腫。清肺塞。療耳聾。攻狂越。乃心與小腸之要藥。大抵木通爲通氣之劑，[腑?]通則臟通，腑結則臟結。是以治驚之劑多用木通，以驚由心氣鬱也。今不治其心而反治小腸，因心與小腸相爲表裏，使腸通則心鬱自散也。由是思之，用藥之法，舉此治彼，泄南補北，聖賢之大意可見矣。去皮節，生用。

陳皮

陳皮性辛苦，氣溫，味厚，陰也。無毒。入太陰經，理氣之藥，可以開鬱，行痰，消癖，寬中，健運腸胃，暢達臟腑，爲脾經之聖藥。蓋霍亂嘔吐，氣之逆，陳皮可順之；泄瀉下痢，氣之寒，陳皮可溫之；關格積聚，氣之閉，陳皮可開之；風寒暑濕，氣之搏，陳皮可散之；七情六慾，氣之結，陳皮可舒之。又曰：去白開痰，留白和脾。殊不知性辛固能開氣行痰，氣溫亦可和脾健胃。夫人以脾胃爲主，而治病以調氣爲先，調氣健脾，陳皮之功。辛不能守，陳皮之質。吾見亡液之症，不可用，因其辛以散之。自汗之症，不可用，因其辛不能斂也。元虛之人，不可用，因其辛不能守也。吐血之症，不可用，因其錯經妄行也。大抵血症不可用氣藥，恐迫血妄行；氣病不可用血藥，恐滯氣不行。治者詳之。留白略炒，健脾和中；去白為橘紅，消痰瀉肺發表。入下焦，用鹽水浸；肺燥者，童便浸晒，白檀使。橘核治腎疰、腰痛、膀胱疝痛、腎冷，炒去殼為末，酒調服。

八三

只殼　氣辛溫，味苦酸，無毒，氣分之藥。入足太陰脾經，行脾氣；入手太陰肺經，理肺氣。二陳湯用，名只桔二陳。蓋善治氣分之病，其功甚速。且如痰涎壅盛，中膈不利，只殼辛溫，可以豁痰；酸苦，可以下痰。無二陳湯並治，用此湯不能行，關格積聚，壅閉不通，以只殼辛溫，可以通氣；酸苦，可以下又無[illegible]陳湯為君、用此寒不能開[illegible]癥瘕有形之物、風湿有形之氣、用二陳以清氣可也。無只殼固不能效。六鬱結而不散、中滿脹而不行、用二陳以理氣可也。無只殼亦不能通。蓋只殼之功專於下、氣。二陳之功為於行、氣。行氣。而不下。氣則濁氣。妄行。於上。而為喘嗽氣盛之症。下氣。而不行氣。則清氣。妄行。於下。而為腸鳴飧泄之症。二者不可不知。本草云、只殼不宜多服。耗損胸中至高之氣。今安胎之劑、多用之、何也。蓋安胎之劑、非只殼不寬。因其順氣寬中之劑、非只殼不開。因其利氣。然雖利氣而順氣。多服則致損氣。故曰苦酸之劑、專於下氣、元虛之人不。可。多。服。此之謂也。水浸軟、去穰、麸炒香熟用。

只實　味苦酸。氣寒。純陰之藥。無毒。入足太陰脾经、行脾氣。入足陽明胃经、行胃氣。凡腹脹胸痞、胃中宿食結氣積聚痰涎不利、乃脾胃有餘之症。只实能治之。治之之法、佐白术則和脾健胃。佐大黄則通泄中宫。佐蒼术則補氣寬膈。佐麯芽則消導和中。佐芩連則清湿中之热。佐橘半則導痰涎之壅。雖治氣與青皮不同。且如只實泄胸中充实之氣。只壳去胸中至高之氣。陳皮消膈間之痰。青皮治腹中之痰。雖體質相近、而功効則相遠也。水浸軟去穰麸炒

八五

杏仁 味甘苦。氣温。有小毒。入手太陰肺经、清肺之藥。復入手陽明大腸、潤大腸之燥。盖肺主氣、肺氣不利、而咳逆喘急。肺受風寒、而咳嗽有痰。肺氣欝閉、而大腸燥结。是皆滞氣於肺之症。若能用此、非惟有理氣潤肺之功。抑且有潤腸治燥之効何也。盖肺與大腸相為表裏。臟通則腑通。

腑順則臟順也。觀杏仁之劑、其能潤、腸、治、氣、可見、矣。施治之法、與桃仁不同。杏仁下喘治氣。桃仁療狂治血。杏仁治大腸氣分之燥。桃仁治大腸血分之燥。杏仁則入太陰。桃仁則入厥陰也。用湯泡去皮尖、麸炒黄色去油、有火有汗者、童便浸三日、又燒、令灰未盡、研如泥用、

桃仁味苦、甘。氣平。苦厚於甘。陰中之陽。無毒。入手足厥陰經、血分之藥。血之閉、者可開之。血之聚、者可散之。血之实、者可破之。血之瘀、者可行之。血之積、者可除之。血之燥、者可潤之。血之结、者可通之。血之損、者可和之。誠為治血之藥。又曰、桃仁能治燥、因性潤而可治燥也。桃仁能潤腸、因味厚而可潤腸也。桃仁能殺虫、因破血而可殺虫也。大抵桃之一物、有二性、之潤、故能入於血也、花性美、駐顏色。葉性烈、破悪氣。膠性流、通淋

瀝。凡使湯泡去皮尖、炒赤、研如泥用、

八七

木瓜味酸。氣寒。無毒。入足少陰腎经、雖酸能歛水、而有生津之妙。酸能固氣、而有壯神之助。是以腰腎之虚、非此不補。足脛之瘘、非此不去。吾見香薷飲加人參、木瓜、因其元氣津液不足。或熱煩作渴、足膝瘘痛、治無不驗。冬有元虚之人、自汗、作來、而精神失守。或步履艱难、而煩渴飲引。用補中益氣湯、加木瓜、治驗如神。亦有脚氣之症、腿足红腫、小便少而大便澁、用檳榔散加牛膝、木瓜、妙亦無窮。此用木瓜之大法也。忌鉄鉛、銅刀、刮去皮子、用黄牛乳汁拌蒸三時、晒乾用、

八八

薏苡仁味甘。氣温。無毒。入足太陰脾经、能健脾养胃。入手太陰肺经、能清肺利氣、盖風湿之症。或瘧或腫、或風[illegible]拘挛、或脹或滿、或小便不利或

吐或嗽、或痰涎壅盛、或膿或潰、或肺痿腦漏、或腫或痛、或脚氣难痊、或痺或痿或腰膝痠痛、或癃閉、或淋瀝帶濁、或泄瀉、或大便不實、皆脾、肺蘊湿之病、惟此可以治之。吾見味甘而实脾。氣平、而通肺。爲去、湿之神藥、秘用之法、同天冬、而治肺。同蒼朮而治脾。同牛膝、而治腎。同木瓜而治足。同人參而治心。同二陳、而治痰。同平胃、而治湿。同蒼栢、而治痿。同歸芎、而治瘡。腫。同檳榔、而治脚氣。同五苓、而治水湿蘊蓄之不利。故北方人多食之、則脾胃豊厚、元氣壯盛、無風湿之患、東南卑湿、脾胃虚薄、用以健脾胃、去湿最妙。凡用。須倍。於他藥。咬之粘牙者真、水洗略炒或和糯米炒熟、去米用之、

八九

山查神曲麦芽其物三種。其理雖一。而用、各、別。入足太陰脾経、行氣健脾。入足陽明胃經、通腸健胃。吾嘗推此三種、分條用治。山查一剤、世常為腐肉用、以牝猪牝鷄、老而难食、用查同煮、則易腐爛、豈非消肉食之物乎。又能健脾。行氣。而消積。治諸積聚。用之可也。查子、消陰子之作腫、蓋以梗而得梗也。神曲一剤、世常以麹作酒、能腐穀食、凡被五穀所傷者、用此寧不消乎。又能健脾清湿熱。実大腸乃小兒驚疳泄瀉之要藥也。麦芽一剤、能消麺食、蓋麦之萌芽已出、發生之机已萌、凡麺食傷者、阻而不行、將已發之物、而治未生之物、則未發隨己發而啟、孰非鮮麺食者乎。又能利。而不能補。如腹之脹滿。腸之鬱結。或飲食不納。痰涎不利。以此發生之物、而利閑腸之氣。則神不可測矣。至若生、冷、傷、脾、用此三種、皆不能療。須以吴茱萸、配二陳湯。温中可也。油、膩、傷、脾、用此三種、皆不能治。須用半夏、乾姜、配平胃散。燥湿可也。治者察之。不可一概混施。有傷元氣也。查、陳久者良、蒸軟去核、曲入藥炒香、麦芽炒黄去皮、豆蔻、砂仁、木瓜、五味子使。

九十

茴香味辛。氣平。性温。無毒。入手足少陰、太陰經。主治心腹冷氣、陰癩疝氣、寒湿、腳氣、小腸弦氣、陰汗湿氣、膀胱水氣、暴痛心氣、腰腎虚氣、嘔逆胃氣、腫滿、悪氣、陰子冷氣、陰腫、木氣、陰疼、滞氣。蓋茴香能温中散寒。故能行諸氣。乃小腹、少腹至陰之要藥也。酒浸一宿、取出炒黄色、用搗碎

九一

白扁豆味甘。氣微温。無毒。主和中下氣。治霍乱吐利不止。殺一切草木及酒毒藥。主吐利後轉筋。花主女子赤白帶下。大抵扁豆和水實脾之藥。

故止吐利。夏月香薷飲用。為此設也。又參苓白朮散用。亦謂此耳。近時秋後。用此作茶。猶恐夏月飲水過多。食之以實脾也。凡用湯泡去皮姜汁煮用

九二

薄荷葉味辛苦。氣涼。性溫。入手太陰肺經、厥陰心經、乃辛涼清上、焦之藥。主傷風喉痛、小兒壯熱、搐搦驚風、熱壅涎盛、賊風、關節、不利、頭風、頭疼、作痛、腦風項筋牽扯等症。大抵辛涼行上逐下之劑。能行諸藥。善達榮衛。以其下氣為甚速。本空虛者及久病新瘥者不可用之。蓋辛散太甚。恐傷元氣也。去梗用、

九三

香薷味辛香。氣微溫。無毒。治水之聖藥也。傷暑用之、即消蓄水。霍亂用之、則利水道。水腫用之、則行小便。大抵辛溫治水有徹上徹下之功。肺得之、則清氣化行而蘊熱自下。脾得之、則濁氣不干而水道流行。所以傷

暑得之而除煩熱。夏月吐利之症，得之而調中煖胃。口臭者得之而清和甘美。蓋此本经收入馨香之剂，而專取徹上徹下之功故也。去梗，姜汁炒用。

九四

菊花味辛甘。氣平寒。無毒。利氣血之藥。吾見利血而治目，利氣而治風。且如目欲脫，內障而腫，瘡瘍欲流，氣澀而不止，皆血之不利。風行遍身，或痒或痛，或浮走不定，或頭目風痛，或八風上注，或熱壅睛紅，翳膜昏澀，皆氣之不利。惟菊花之苦寒，可以利氣血之輕清；菊花之辛平，可以清氣血之重濁。然亦有甘苦之分，治者不可不知也。家菊味甘，野菊味苦。甘可以利氣血，苦可以損氣血。凡入藥宜用甘，不宜用苦。近時以甘菊烹茶為最美也。正月採葉，五月採莖，九月採花，陰乾。桑皮為使，野菊大傷胃氣。

九五

菟絲子味辛甘。氣溫平。無毒。入足少陰腎经。補腎之藥。男子精髓不足，陰莖痿弱、遺精夢泄、小便澀滑。女子陰痿足寒、子宮久冷、小腰常痛、帶下淋瀝、是皆腎水不足之症。惟兔絲益腎而兼溫補。其驗如神。大抵補而不峻。堅而不強。溫而不燥。至和至美之藥。以之入腎經。虛可以補。實可以泄。寒可以溫。熱可以涼。濕可以燥。燥可以潤。非若黃柏知母之性、苦寒而不溫。有泄腎經之氣。非若肉桂益智之性、辛溫而不涼。有動腎經之燥。非若蓯蓉鎖陽之性、甘寒而滯氣。有生腎經之濕者。比也。按此劑若龜甲之性、實腎而又能補髓。若地黃之性、生腎而又能添精。故精髓虛者、宜用之。酒煮晝夜為度、搗餅、曝乾、杵末用。水淘洗去砂土、晒乾、擇去雜子、酒浸二三日、蒸出芽、搗爛如膏、為丸、或作餅、晒乾、入藥亦好。緊急、止用酒炒研末亦可。

九六

款冬花味辛甘。氣溫。無毒。主治咳逆肺氣不平驚悸心氣不足。喘息連續不已。呼吸浮唾稠粘。又考之、洗肝明目、非此不能。喉閉肺痿、非此不清。消咳止痰、非此不可。定喘止血、非此不除。故爲心、肺之要藥。大抵冬花生於陰而成于陽、入陰經而治陽臟、乃陰陽平和之劑、此心肺氣之藥也。去枝土、甘草水浸一宿、陰乾、杏仁爲使、畏麻黄、辛夷、貝母、芩、連、黄芪、青葙子、　惡硝石、皂莢、玄參、

九七

荊芥味辛苦。氣微溫。性清。治風之要藥。無毒。主傷風、肺氣不清。頭風、掉搖眩暈。血風、産。後偶中。冷風。時然仆厥。目風、眼障流淚。風熱、瘡瘍痛痒疥癬疙瘩。麻痺不仁之類。蓋辛溫、可以散風。辛苦、可以治風。又能清頭目。長肌膚。下瘀血。血、中風、藥也。

取花實成穗者、晒乾用。

九八

石膏味辛甘。氣微寒。入手太陰肺経、清金制火。入足陽明胃経、清胃解熱。此辛甘寒之剤、去。有餘。大熱之症。有神功。如中熱發熱、悪熱燥熱、時行疫熱、三焦火熱、傷寒喘熱、陽明胃熱、消穀鬱熱、哮喘痰熱、日晡潮熱、凡有餘之症。皆可治之。又偏頭痛如裂、牙痛壅熱、喉痛痰結、耳痛腫頰、項痛抽掣、腮腫紅赤、皆肺痿蘊熱之症。惟石膏可以治之。大抵此剤不可軽用。金石之類。有傷其氣。當量其虛實。而與之。虛則為人参使。實則為大黄使。古法、三黄石膏、人参白虎、亦可見矣。（猛火煅軟、畏鉄、悪莽草、巴豆、）

九九

滑石味甘。氣寒。性沉重。入足陽明胃経、去胃中積滞。下痢赤白。或小便癃閉。小水不通。或山嵐瘴氣、水土不服。或傷暑湿熱、九竅不通。或時行中悪、燥熱發渇。或寒熱下痢、泄瀉水行。此甘寒之剤。性沉下墜、平服水土。

陽明経至要之藥。蓋泄上氣。行下氣。燥脾湿。去肺実。化食毒。散積氣。解煩渴。固脾胃。去妄火。莫可加也。須用甘草和之。軟滑者佳、研細水飛、畏曾青、白者佳、餘色有毒、研粉、以牡丹水煑、飛過、晒乾、石葦為使、

一百

蘇木味甘鹹酸。氣平。陽中之陰。無毒。破、血、之藥。主婦人血氣不和。心腹攻痛。或産後血暈、而悪露搶心。或月候失調、而経水違断。或瘡毒排膿、而疼痛不止。或跌蹼瘀血、而積滯腫脹。皆血閉之症。非蘇木、不能破血、以調、治。此劑、乃、血中、損藥。雖破血之劑、非若紅花破血而和、血。非若歸鬚破血而養血。非若赤芍破血而生血。非若蒲黃破血而涼血。非若没藥破血而止血。用者、須察血実之症與之。倘妄投之、必有破而不復之患矣。去皮節細剉、和梅枝蒸半日晒乾用、

百一　烏梅味酸。氣平。陽也。無毒。主温中煖胃、下氣除煩、歛汗澀精、止血、治、痢、之、要、藥。心氣虛而可宣。肺氣耗而可歛。脾氣散而可收。腎氣虛而可補。腸胃膀胱亦然。乃、中、和、至、美、之、藥。風寒初起。不可用。恐滯寒邪也。氣实喘咳。不可用。恐助氣上升也。胸悶鬱痞。不可用。恐滯氣不散也。是酸收之。劑。治氣血之。虛△最。美。治休、息痢以細茶乾姜烏梅丸入藥用温酒或水洗蒸去核用

百二　芡實米味甘。氣平。無毒。入五臟。益脾胃。止遺溺。澀精滑。去濕痺。煖腰膝。又補。中。益。氣。之。藥。補心腎之功最多。而实脾之氣最健。世以芡实作粉。配參苓蒸糕。亦此意耳。用揀去殼、

百三　阿膠味辛甘。氣平。微温。味厚氣薄。陽也。無毒。入手太陰肺经、能益肺止嗽。入足少陰腎经、能安胎止漏。入足厥陰肝经、療膿血咳嗽。凡崩中下血。

經漏不止。帶下淋瀝。或血虛胎動不安。或五勞七傷、咳嗽急喘。或陰虛火動、小腹疼痛。一切氣虛、血虛之症。皆能療之。此補氣、血之要藥也。阿井水煎黑驢皮爲膠者佳。色綠質脆者真。凡使先用猪油內浸一宿。取出剉碎、以蛤粉炒成珠。山藥使、畏大黃。得火良。

百四

鹿茸味甘酸。氣溫無毒。崩漏下惡血溺血。破腹內蓄血。散石淋癰腫。及骨中熱。或羸瘦四肢。腰脊疼痛。及膝無力。或女子崩漏帶下。或男子遺精夢泄。皆傷中之症。鹿茸全陰陽之物。並皆治之。吾按冬至陽生。麋角解。觀其所解、則知其治。麋可以補陽。鹿可以補陰。欲知陰陽之補。必通麋鹿而分治之。形小如紫茄者佳。或長四五寸、分歧如馬鞍形。酥塗勻、放火焰中急燎去毛、浮微炙用、有小蟲、不可鼻嗅。

百五

龍骨味甘。氣平。微寒。陽也。無毒。主治泄瀉。斂瘡口。收水道。止驚癇。安心神。定魂魄。除遺精。縮小便。固漏下之神藥。有去脫固氣之妙。有澀腸補益之功。蓋龍爲陽。故興陽道。可以安神而定魄。龍能取水。故用收斂。可以止瀉而澀腸。又雲從龍。與氣合。可以去脫而固氣。施治之法。能因其性而用之。可以取効。無疑。本畏蜀椒、乾漆、理石。火煅、水飛。每斤用黑豆一斗蒸過。否則着人腸胃。晚年作熱。

百六

虎骨味辛。氣溫。微熱。無毒。去邪惡。益氣力。壯筋骨。除風攣、風痛、風疾、風痺、等症。治諸風之要藥。又正驚悸。鎮心氣。塡精髓。增氣力。扶元氣。本須以酥炙用。吾按此劑。以之治氣風。因其風從虎也。以之壯力。因其最有力也。然用以脛骨爲良。以其力皆出於脛也。脛者足脛。非項脛。詳之。畏蜀

椒、蜀漆、磁石、　酥油炙脆、色黄者佳、

百七

龜板

龜板味鹹甘。氣平。無毒。主陰虛不足、骨蒸勞熱、或勞力過度、腰背痠折。或傷寒勞怯、肌體寒熱。或跌蹼損傷、續筋接骨。或諸瘡癰毒、瘀積惡血。或婦室癥瘕、漏下赤白。或小兒胎薄、頭顱不合。是皆氣血俱虛、傷損之症。惟龜板可治。蓋龜爲陰中之至陰之物。稟北方之氣而生。故滋陰之功甚大。又龜爲至靈之物。知人之事而神。故補心之功甚驗。又龜爲氣中養氣之物。氣滿而不思飲食。故壯氣之功甚弘也。用酥炙、或豬脂油及酒炙、亦可。畏狗胆、惡沙參、十二月忌食。

百八

牡蠣

牡蠣味鹹。氣平。微寒。無毒。入足少陰腎經、主女子赤白帶下。男子遺精夢泄。又軟積去痞。開結下氣之藥。吾聞和杜仲服、可止盜汗、柴胡爲引可止腸痛。茶清為引、能消結核。和黃芪服、可止自汗。和乾姜服、可止陰汗。和麻黃服、可止頭汗。三稜為引、能破痃氣。蓬术為引、能除痃癖。大黃為引、能療腹間之痛。甘草為引、能治瘰癧之核。又若益精止汗、用地黃為使可也。澁腸去癖、用防風為使、可也。生則味鹹、鹹則軟堅。煉則味澁、澁則止瀉。以海水所化之物、[illegible]治痰涎鬱結之症。則化可去結、而鹹亦下氣也。精汗之症、有、不、[illegible]、予惡茱萸、麻黃、辛夷、醋調黃泥固濟、火煅紅研細用

白殭蚕　味鹹辛、氣平、無毒。主小兒驚癇夜啼、治諸風遍行皮膚、封疔毒、即時可出。去中風喉閉失音、攻婦室面生黑䵟、拔諸毒瘡痒瘾疸、是皆氣血風毒之症。惟殭蚕驅風解毒、治無不驗。但真蚕常少、世多以爛蚕灰拌冒作真蚕、故用多不驗。予嘗考之、真蚕其體重實、身大而直、內如漆

青、外似粉蝶、黑白可愛、此真殭蚕也、用之立効、出浙地、頭翻乾久者佳、糯米泔浸去泥嘴、火焙或姜汁炒用、或煎服、或敷、隨症用、

百十

蟬蛻 味鹹甘、氣寒、無毒、主眼目昏澀、而翳膜脹痒、或風熱內客、而皮膚燥痒、或痘疹血虛、而肌體掀痒、或頭面諸風、而頭皮痛痒、是皆血、氣生痒、之症、惟此可以治之、大抵蛻為蟬之退、有從氣之化、翳目之症、亦由氣之結也、將氣化之物、而治結氣之症、可使氣出而翳退也、又痒者、皮膚之痒、蟬蛻亦皮膚之退、氣虛而有所痒、氣實而有所退、將氣實之物、而治氣虛之症、則虛得實補、而痒由蛻治矣、去翅足、水洗、去土、蒸過、再用為妙

百十一

五靈脂 味甘、氣溫、無毒、乃寒號蟲糞也、主女子血閉不行、經水不止、產婦血暈不止、惡露上攻、又治婦人心痛、行經作痛、血氣刺痛、心腹冷痛、小

兒五痫、大人腸風、洩○通○利○血○脉之○神○藥○血○家○最○有○功○其藥可行可止、不損氣血○為、女科之、要、藥○以酒洗研細、煉冷飛過、去砂石用、色黑如鉄、生用酒研飛○熟用飛後炒令烟起○熟、止崩漏○生、利氣脉○

百十二　白礬石味鹹澀○氣寒○有小毒○煉過無毒○主歛腫毒、化痰涎、清咽膈、開喉閉、散疽癤、除疥瘡、去息、肉、止泄瀉、濟煩熱、療風痰、殺虫毒、敷脚瘡、為瘡家、之、要、藥○治、瘡之、功、甚、多○而、治痰、之、功、亦、美○如痰涎壅盛、牙關緊急、或喉閉乳蛾、或腮頰舌腫、不、至、急、之、痰、用礬與醋灌漱○則痰涎沫盛○其病時痊也○又蠟礬丸、治瘡毒在初發時○用之使毒不起○比藥氣寒○能解毒消化收水○若瘡家長肉之際○用之使瘡口可平○其酸澀有生肌之妙○洵敢歛之神劑也○出晉州者佳○火煅過良○生用亦可○蠟礬丸○發背初起○服之護心効

百十三

犀角味苦酸鹹。氣寒。性涼。無毒。乃、解、毒、之、神、藥。主治百毒蠱疰、邪惡瘴氣、瘟疫大熱、中風失音、小兒驚癇、大人失血、諸瘡餘毒不鮮、眼科鎮肝明目、蓋此藥、能、安、心、定、志。清、神、涼、血、治、心經、極熱。為至靜之藥。然用藥取角之美者、鹿取茸、犀取尖、牛取胆、精銳之、氣、皆、在也、諸角忌鹽、剉細以包、紙懷中、乘熱研之、應手如粉

百十四

羚羊角味鹹苦。氣寒。無毒。入足厥陰肝經、主明目益氣、起陰氣痿弱、去惡血注下、辟蠱毒邪氣、除骨間伏熱、驅傷寒狂亂、治小兒搐搦、散山嵐瘴氣、下產血冲心、鎮夢寐狂越、治一切肝家之症。大抵犀角鎮心。羊角涼心血。亦涼肝血。雖輕身益氣之藥。而血虛不足者勿用也。研極細、免刮人腸

百十五

牛黃味苦。氣平。性涼。無毒。輕清之劑。主驚癇不守、或作狂逆、或魂魄飛揚、

觸事喪志，或寒熱交作，痰迷心竅，或心虛妄動，如見鬼神，皆心虛不寧，而心氣不足之故，非牛黃不能治之。予知牛黃爲治心之藥，必得佐使，而後可也。得丹砂有寧鎮之功，得參苓有保养之妙，得菖蒲山藥有開達心孔之意，得遠志棗仁有安平臟腑之理，得歸地有生血涼血之能，得腦射金銀有清神壯志之美，治心之藥無尚於此也。取磨手指甲上，黄透輕鬆微香者真，另研。人參使人乳拌蒸。

麝香

味辛甘，氣溫，陽也，無毒。主通利九竅，辟惡邪氣，殺虫去痞，治癇鎮驚，開氣之藥，能利耳目，開聰明，益元陽，定心志，離清氣之聖藥。然通利太速，恐有悞用之害。如小兒驚風之藥內爲必用之劑，然痘疹時出不得藥泄其氣，豈曰驚藥可輕用乎。又如婦人難產，用之以催生，然產後多用。則損真一之氣。而通血妄行。又牛黃丸用之可治風疾。然用苟不如法。則引風入骨髓。此皆用射之悮也。宜察之。開射並宜子曰。另研過篩

乳香味辛苦。氣溫。無毒。主療諸瘡。調氣血。止疼痛。解諸毒。長肌肉。軟筋骨。散水氣。療風毒之要藥。與諸香用。能逐邪辟惡。與歸芎用。能調血催產。與二陳用。能補精益氣。與四物用。能托裏生肌。此瘡家之聖藥也。如入散藥。須以箬上火炙去油。另研。紫赤如櫻桃者上。入丸藥微炒殺毒。要不粘。或搗碎紙包席上下睡一宿。乾另研。

沒藥味苦辛。氣平。陰中陽也。無毒。善走血分。主破血止痛。凡跌撲損傷。或悶朒瘀積。或無名腫毒。皆以酒投飲之。乃破血行血之劑。或產後瘀血。金瘡杖瘡。腫毒諸瘡。或瘍癰內疽。腹內疼痛。亦皆投酒服之為妙。吾嘗

用法同乳香、可以止痛生肌。同紅花、可以止痛和血。同石脂、可以和之

破氣。同輕粉、可以收斂瘡毒。同香附、可以和血止痛。同片腦、可以清熱

解熱。又若散藥之中、没難離乳。膏藥之中、乳難離没。製同乳香。

百十九 片腦

味大辛。氣溫、陽也。無毒。主關格壅塞、熱閉不通、痰涎壅盛、驚癇風熱、目赤腫痛、翳膜昏澀、乳蛾、喉閉、舌腫破爛、皆濕熱之症。惟冰片、可以散之。吾觀諸香之劑、皆屬於熱、而冰片屬寒。槩以為寒涼而治牙痈喉閉目疾等症。殊不知氣閉生熱、而有此疾。今用辛散之劑、因其從治之法、否則令人陽易泄、而陰易虧。焉可驟入辛香之藥乎。服之過多、令人身冷如醉。

百二十 硼砂

味苦辛。氣溫。無毒。主消痰止嗽、清喉開結、咽喉科用之神効。出南番者、色重褐。其味和。其功速。出西戎者、其色白。其味雜。其功緩。不堪入

藥也。

中國书店
册 定 价